名医教你育儿防病丛书

总主编　陈永辉

扫一扫，加入中医育儿圈

小儿便秘

主　编　陈永辉

副主编　琚　玮

编　委　陈永辉　琚　玮　班会会　巩治华
　　　　张永艳　高志红　李睿臻

中国中医药出版社

·北　京·

图书在版编目（CIP）数据

小儿便秘 / 陈永辉主编 . —北京：中国中医药出版社，2019.3

（名医教你育儿防病丛书）

ISBN 978-7-5132-4822-8

Ⅰ . ①小…　Ⅱ . ①陈…　Ⅲ . ①小儿疾病—便秘—防治　Ⅳ . ① R723.11

中国版本图书馆 CIP 数据核字（2018）第 052796 号

中国中医药出版社出版

北京市朝阳区北三环东路 28 号易亨大厦 16 层

邮政编码　100013

传真　010-64405750

河北省武强县画业有限责任公司印刷

各地新华书店经销

开本 710×1000　1/16　印张 10　字数 134 千字

2019 年 3 月第 1 版　2019 年 3 月第 1 次印刷

书号　ISBN 978 – 7 – 5132 – 4822 – 8

定价　49.00 元

网址　www.cptcm.com

社 长 热 线　010-64405720

购 书 热 线　010-89535836

维 权 打 假　010-64405753

微信服务号　zgzyycbs

微商城网址　https://kdt.im/LIdUGr

官 方 微 博　http://e.weibo.com/cptcm

天猫旗舰店网址　https://zgzyycbs.tmall.com

如有印装质量问题请与本社出版部联系（010-64405510）

《名医教你育儿防病丛书》
编委会

前言
PREFACE

作为一名儿科医生，三十余年来我致力于儿科疾病的临床实践，亲眼目睹了许多家长面对生病宝宝的束手无策以及“病急乱投医”的做法，导致宝宝病情无改善甚至加重，最终贻误病情，令人痛心！每当这个时候，我就会萌生这样的想法：将家长培养成孩子的第一任保健医生——在日常生活中能科学育儿，积极预防疾病的发生；一旦宝宝病了，能明白是怎么回事，能简单处理，减轻孩子的痛苦，减少去医院的次数，避免过多地服用药物和过度医疗。

现阶段，“就医难，看病贵”的情况仍然存在，尤其儿科，有限的医疗资源不能满足广大患者的需求，使小儿就医显得更加困难。培养爸爸妈妈成为宝宝的家庭保健医生是一件必要且十分有意义的事情。但这需要家长付出十分的用心，相信每位爸爸妈妈都愿意并乐意为宝宝“用心”。

孟母育儿，曾三迁，我们育儿，无须周折，只要您每天用心学习一点点，宝宝就可少受病痛折磨，少去医院，少服药物。这就是我们编写此套丛书的初衷，从一个家庭保健医生的角度出发，使家长们认识了解常见的儿童疾病，掌握简单的家庭调养方法，更好地呵护生病的宝宝，预防疾病的发生。

愿此套丛书能帮助更多的家长科学育儿，使更多的宝宝开心健康成长。

陈永辉

2018 年 1 月 1 日

编写说明 

INTRODUCTION

“便秘”是儿童时期常见疾病之一，占医院就诊患者的3%，占小儿消化科门诊的10%～20%，其中90%找不到明确的病因，属于功能性便秘。几乎每个孩子都得过便秘，几乎每位家长都为孩子的大便操过心。虽然便秘早期容易治疗，但是由于症状较轻，常常被家长忽视，等到孩子便秘很长一段时间后才来就诊，给治疗带来一定困难。严重便秘常合并腹胀、腹痛和腹部包块，甚至大便失禁，对患儿的社会活动、心理发育和学习生活都有较大影响，导致生活质量下降。也有一部分家长过于紧张，孩子只要有一天未上厕所就赶紧上医院，这样的过度医疗，也给孩子带来不必要的伤害。为了使孩子们能在患“便秘”这一最常见的疾病时得到正确的处理，作为家长，我们应该了解一些小儿便秘的相关知识，明确它产生的原因是什么，患病后如何在家中处理以及如何预防，为孩子的健康成长打下良好基础。

本书以问答的形式详细介绍了小儿便秘的病因、症状表现、相关并发症、中西医防治方法、饮食调养、家庭护理等患儿家长所关心的问题。其内容涉及面较广，力求做到深入浅出，通俗易懂。希望一册在手，犹如是一位经验丰富而又不厌其烦的医生伴随在患儿家长左右。从此，家长在孩子便秘时不再惊慌失措，小题大做，一天几次赶往医院，也不会麻痹大意，贻误孩子的病情。

本书在编写过程中参阅并引用了许多相关著作及文章，恕未予以一一注明，谨向原作者致以衷心的谢忱。由于作者水平所限，书中错误、疏漏之处在所难免，敬请各位同道及广大读者批评指正。

《小儿便秘》编委会

2018年5月

扫一扫，加入中医育儿圈

目录 CONTENTS

NO.1 你了解小儿便秘吗

NO.2 小儿便秘为哪般

NO.3 我家孩子是便秘吗

NO.4 小儿便秘的最新中西医治疗方法

NO.5 孩子得了便秘，父母是最好的保健医

NO.6 药食同源，应该给孩子这样吃

NO.7 预防、养护与康复

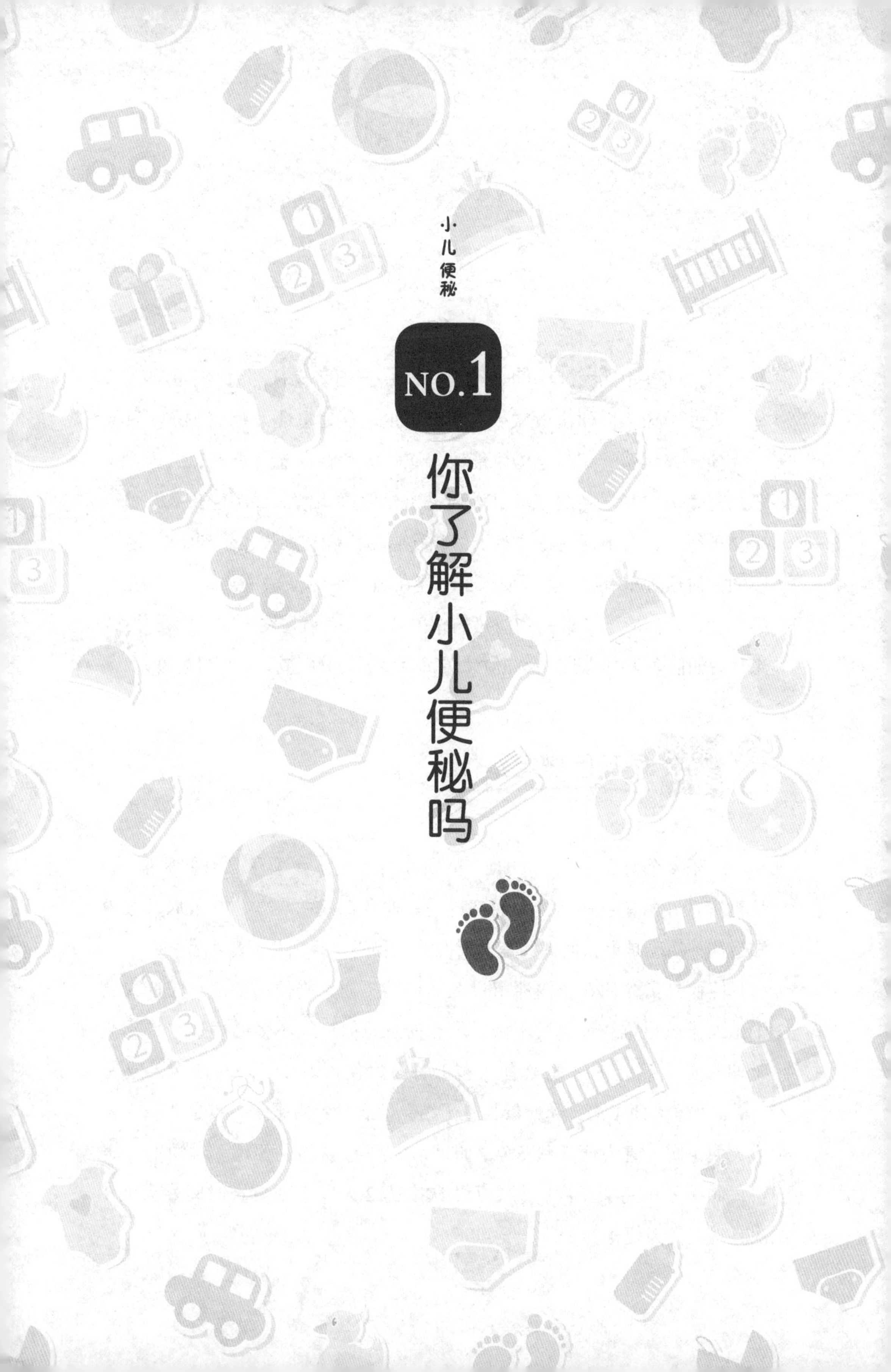

小儿便秘

NO.1

你了解小儿便秘吗

“便秘”是困扰家长的儿童常见病之一。很多家长都为孩子的便秘发愁，大便干燥，大便次数减少，甚者出现大便时肛裂、疼痛。孩子甚至对大便有畏惧感，家长也为了能改善孩子大便情况想尽办法，天天给孩子用开塞露，甚至用泻药促进大便排出，但这些做法并不能长久，停药后孩子很快再次出现便秘。对于如此顽固的疾病，家长也感到十分无奈，不知如何预防和治疗。为了使孩子们能在患“便秘”这一疾病时得到正确的处理，我们应该了解一些便秘的相关知识，明确它发生的原因是什么，患病后如何在家中处理以及如何预防，为孩子的健康成长打下良好基础。

1 便秘的概念是什么

乐乐4个月了，大便一般1星期才解1次，肚子总是有些胀胀的。从出满月开始就这样！老人们都说这是便秘，妈妈为此非常苦恼，很想知道这种情况是怎么回事？是大家说的便秘吗？什么是便秘呢？

便秘是指粪便在肠内滞留过久，秘结不通，排便周期延长，且粪质干结，排出艰难，或粪质不硬，虽有便意，但便而不畅的病证，是儿童时期常见疾病之一。便秘者大多1周内大便次数少于2～3次，或者2～3天才大便1次，粪便量少且干结。但有少数人平素一贯是2～3天才大便1次，且大便性状正常，此种情况不应认为是便秘。对同一人而言，如大便由每天1次或每2天1次变为2天以上或更长时间始大便1次时，应视为便秘。

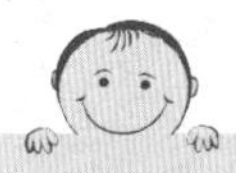

专家提醒

便秘的诊断必须结合粪便的性状、本人平时排便习惯和排便有无困难等综合考虑，孩子偶尔出现大便2～3天1次不能诊断便秘。

2 婴儿的正常大便是什么样的

宝宝六个半月了，在四个半月时感冒，经治疗痊愈，之后大便就时而正常时而干燥，干燥时就给他用开塞露，妈妈虽然知道老用不好，可不用开塞露宝宝好几天都不解大便。现在宝宝已经添加辅食了，吃的水果泥、蛋黄。宝宝的这种情况是便秘吗？宝宝的正常大便是什么样的呢？

母乳喂养儿、人工喂养儿及混合喂养儿在排便次数、粪便性状方面各有特点。我们如果掌握了这些特点，就可以通过婴幼儿粪便了解其消化道功能情况，及时调整食物的量及比例，促进婴幼儿对食物的消化吸收，预防和减少腹泻，并可以及早发现一些疾病，做到有病早治。

（1）母乳喂养儿粪便

未加辅食的母乳喂养婴儿，粪便呈黄色或金黄色，稠度均匀如药膏状，或有种样的颗粒，偶尔稀薄而微呈绿色，呈酸性反应，有酸味但不臭。每天排便2～4次，如果平时每天仅有1～2次大便，突然增至5～6次大便，则应考虑是否患病。如果平时大便次数较多，但小儿一般情况良好，体重不减轻而照常增加，不能认为有病。婴儿在加辅食后大便次数可以减少。1周岁以上的小儿大便次数减至1天1次。

（2）人工喂养儿粪便

以牛乳喂养的婴儿，大便色淡黄或呈土灰色，质较硬，呈中性或碱性反应。由于牛奶中的蛋白质多，有明显的蛋白分解后的臭味。大便每天 1 ～ 2 次，如果增加奶中的糖量，则排便次数增加，便质柔软。

（3）混合喂养儿粪便

无论人乳或牛乳喂养，若同时加食淀粉类食物，则大便量增多，硬度比单纯牛奶喂养稍减，呈暗褐色，臭味增加。若将蔬菜、水果等辅食加多，则大便与成人近似。初加菜泥时，大便中常排出小量的绿色菜泥，有的父母往往以为是消化不良，停止添加菜泥。实际上这种现象是健康婴儿更换食物时常有的事。如果没有腹泻，不必停止加辅食，数日以后胃肠习惯了，这种情况就会随之消失。

对婴幼儿粪便性状的观察可以了解其消化情况。如果婴儿粪便的臭味明显，则表示蛋白消化不良，这时应适当减少奶量或将奶冲稀。如果粪便中多泡沫，则表示碳水合物消化不良，就必须减少甚至停止吃淀粉类的食物。若大便外观如奶油状，则显示脂肪消化不良，应减少油脂类食物的摄入。

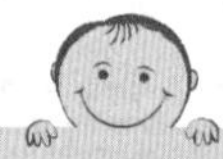

专家提醒

孩子的大便随饮食的变化而不断变化，便秘症状有轻重之分，症状较轻者调整饮食大便即可恢复正常；症状较重者应及时到医院就诊，查明原因，在医生指导下用药，避免盲目用药加重病情。

3 小儿便秘的分类有哪些

贝贝 2 周前得了肺炎，用了一周的消炎药。可是自从贝贝生病开始他的大便就 3 ～ 4 天一次了，还特别干。妈妈很着急，贝贝会不会是便秘了呀？赶紧上网查查，发现小儿便秘有好多种，贝贝到底是哪种呢？

下面介绍一下小儿便秘的分类：

小儿便秘分为很多种。根据病程长短可分为急性便秘和慢性便秘。

（1）急性便秘

指近期突然发生的便秘，发病较急，持续时间较短，当导致便秘的疾病痊愈后，便秘也随之解除，它包括暂时性功能性便秘和症候性便秘两种。

（2）慢性便秘

为长时间反复发生的便秘，其发病可以由急性便秘长期未愈转化而来，也可以是在发病初期即为慢性便秘。慢性便秘又可分为器质性便秘和功能性便秘，好发于老年人和体弱多病的人。慢性便秘按其发病部位可分为结肠型便秘和直肠型便秘。结肠型便秘又分为机械性、无力性和痉挛性便秘。

根据便秘发生原因及机制的不同，可分为器质性便秘、功能性便秘、症状性便秘和药物性便秘 4 种类型。

器质性便秘多为先天性肠道畸形导致的便秘，如先天性巨结肠、先天性肛门狭窄等，这种便秘必须经过外科手术才能彻底治愈。除器质性便秘外，应积极实施援助措施，解除便秘。绝大多数的小儿便秘为功能性便秘，这一类便秘多经过饮食、生活作息等的调理可以痊愈。

根据大便性质及排便情况，临床上将便秘分为 4 级，以表示便秘的轻重。Ⅰ级：大便干结，肛检有干粪块，每两天排便次数＜ 1 次。Ⅱ级：

每周排便 1 ～ 2 次，或腹部可扪及粪块。Ⅲ级：每周排便 1 次，有大粪块阻塞，X 线提示大的粪块阴影。Ⅳ级：每周排便 1 ～ 2 次，伴腹胀，X 线提示巨直肠、乙状结肠冗长。

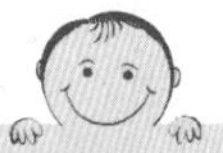

专家提醒

部分便秘患儿存在大便失禁，90% 以上的儿童大便失禁与便秘有关，通常因为少量粪便污染衣物而被发现。

4 什么是功能性便秘

过年了涛涛好开心，终于放寒假了，可以天天抱着薯片玩游戏。可是 1 周后，涛涛开始大便不通畅了，刚开始 2 天 1 次，排便特别费劲，后来 5 天都没有大便。这可愁坏了妈妈，赶紧带涛涛去医院。医生检查后告诉妈妈，没关系，涛涛是功能性便秘。那么，什么是功能性便秘呢?

功能性便秘是小儿便秘中最常见的类型，占儿童便秘的 90% 以上。功能性便秘是指无全身器质性病因及药物因素，由于生活规律改变、情绪抑郁、饮食因素、排便习惯不良等因素所形成的便秘，经钡灌肠和纤维结肠镜检查等除外结直肠器质性病变。例如：外出旅行的孩子，由于生活规律、周围环境的改变，以及劳累等因素的影响，多会出现便秘，这种便秘则属于功能性便秘。功能性便秘的患儿，除肠道易激综合征外，均可通过生活规律化、合理饮食、调畅情志、养成良好排便习惯以及去除其他病因等手段达到治愈便秘的目的。

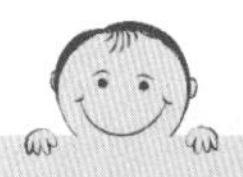

专家提醒

对功能性便秘的患儿家长不可掉以轻心，在帮助孩子养成健康生活习惯的前提下积极治疗，防治转化成慢性便秘，影响孩子的正常生长发育。

5 什么是器质性便秘

轩轩自从出生开始大便就不通畅，好几天才解一次大便，奶奶说孩子还小，再看看，可是轩轩现在 2 个月了，大便没有一点变化。妈妈犹豫了，轩轩这样正常吗？会不会是得了什么先天性疾病？

功能性便秘虽然常见，但是器质性便秘也不可忽视，下面我们说说什么是器质性便秘。

器质性便秘，又称特异性、继发性便秘，也称症状性便秘，指由于各种明确的病因导致的便秘，包括低纤维饮食、肠道肿瘤、药物、内分泌性疾病、系统性疾病、神经性疾病或精神性疾病等。因腹腔内、大肠、肛门内出现了器质性病变，障碍或影响了粪便的正常通过和排出，继而发生便秘。诸如大肠肛门良性和恶性肿瘤、慢性炎症等引起的肠腔狭窄变小，巨结肠症引起的直肠痉挛狭窄，手术后并发的肠粘连，部分性肠梗阻等，或腹腔内巨大肿瘤，如卵巢囊肿、腹水等压迫了大肠，使粪便通过困难，均可出现便秘。小儿器质性便秘多数由先天性解剖异常引起，如先天性巨结肠、巨结肠类源病、胎粪阻塞综合征、肛门狭窄、先天性脊柱裂、骶骨发育不良及盆腔肿瘤等，这类便秘因为是器质病变引起的，所以需要通过动手术等解除病因，才能治愈便秘。

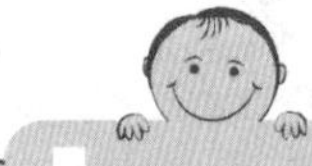

专家提醒

不是所有的便秘都是功能性的，可以靠改变生活习惯来缓解。孩子便秘一定要查明病因，对于器质性便秘，家长一定要积极治愈原发疾病，则便秘可自然缓解。

6 什么是急性便秘

乐乐今年3岁，终于可以上幼儿园了。可是刚开学1周，妈妈发现乐乐吃饭吃的越来越少，大便也好几天才一次。妈妈好担心，孩子怎么突然就便秘了？

急性便秘是指近期突然发生的便秘，发病较急，持续时间较短，当导致便秘的疾病痊愈后，便秘也随之解除，西医将急性便秘分为暂时性功能性便秘和器质性便秘两种。我们一起来了解一下：

（1）暂时性功能性便秘

多由于生活环境的突然改变、一时性的情绪抑郁、进食过少等因素引起，患者除感觉腹胀外，不会有其他不适，如果消除便秘病因并且改变饮食习惯，便秘可自行痊愈。

（2）器质性便秘

一般多由疾病引起，发病较急，可引起剧烈腹痛、呕吐等症状，如急性肠道梗阻、肠绞窄、肠麻痹、急性腹膜炎、脑血管意外、急性心肌梗死、肛门周围疼痛等急性疾病引起的便秘。这种便秘主要表现为原发病的临床表现，持续时间较短，当导致便秘的疾病痊愈后，便秘也随之解除。当发病时，应迅速查明原因，做出正确诊断，及时处理。

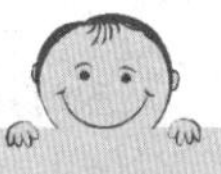

专家提醒

孩子急性便秘多起病较急，年纪小的孩子家长容易忽视情志方面的因素，建议家长平时多注意观察孩子，发现孩子表现异常及时进行疏导。

7 什么是慢性便秘

航航今年6岁了，从1岁多开始大便就不规律，总是3～4天才1次，又干又硬，每次都在便盆上坐半天。妈妈很着急，找了好多医生，可是航航的情况依然时好时坏，医生说航航是慢性便秘，需要慢慢调理才行，急不得。什么是慢性便秘呢？

慢性功能性便秘是一种常见病、多发病。1999年在罗马召开的世界胃肠病会议上再次制订的慢性功能性胃肠道疾病的罗马Ⅱ诊断标准，将慢性功能性便秘的诊断标准定为：在过去的一年里至少3个月连续或间断出现以下2个或2个以上症状：①少于1/4的时间内有排便费力。②少于1/4的时间内有粪便干结。③少于1/4的时间内有排便不尽感。④少于1/4的时间内排便时有肛门阻塞感或肛门直肠梗阻。⑤少于1/4的时间内有排便需用手法协助。⑥少于1/4的时间内有每周排便少于3次。不存在稀便，也不符合肠易激综合征的诊断标准，同时需要除外肠道或全身器质性病因以及药物因素所致的便秘。

小儿慢性便秘是由多种因素引起的临床症状，表现为大便次数减少、便质干硬，且排便困难或不畅。其可由许多因素引起，如平滑肌源性、神经源性、代谢性或内分泌疾患等，称继发性便秘。排除了这些因素后的便秘称为功能性便秘。国外资料表明，小儿便秘发生率 3% ～ 8%，其中 90% ～ 95% 为功能性便秘。国内流行病学调查显示，2 ～ 14 岁小儿功能性便秘的发病率为 3.8%，城区高于农村，女童高于男童。功能性便秘是影响小儿生活质量及身心发育的胃肠动力障碍性疾病，经常困扰患儿及其家长。

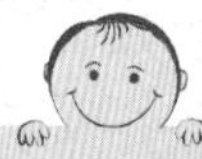

专家提醒

儿童慢性功能性便秘给家长和儿童身体和心理带来很大痛苦，建议家长在改善孩子生活习惯及饮食的情况下尽早治疗。

8 哪些信号提示宝宝出现便秘

宝宝便秘的危害很多，但是怎样发现宝宝有便秘倾向呢？宝宝 1 天未大便，是便秘吗？家长怎么判断呢？

宝宝每天排便次数多少存在个体差异。有些宝宝即使几天才大便一次，只要不拒奶、哭闹，不呕吐腹泻，就不用太担心。宝宝是否真的便秘，你可以通过 4 个信号来判断：

（1）大便量少、干燥。

（2）大便难于排出，排便时有痛感。

（3）腹部胀满、疼痛。

（4）食欲减退。

宝宝是否便秘，不能只依据排便频率，而是要对宝宝大便的质和量进行总体观察，并且要看对孩子的健康状况有无影响。每个孩子的身体状况不同，因而每日正常排便次数也有差别。例如，完全食母乳的婴儿每日排便次数可能较多，用牛奶及其他代乳品喂养的婴儿则可能每日排便 1 次或 2 ～ 3 日排便 1 次，只要性状及量均正常，宝宝又无其他不适，就是正常的。

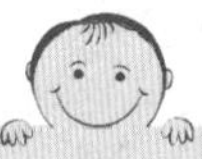

专家提醒

宝宝出现大便不通畅，家长一定要结合孩子自身情况根据上述表现综合判断，合理调整饮食，必要时带孩子上医院就诊。

9 小儿便秘有哪些危害

宝宝便秘不仅仅是大便不通畅的问题，还可能导致多种危害，下面我们一一介绍一下：

（1）便秘使宝宝遗尿

便秘易导致儿童遗尿，现代医学认为，由于长期膨胀的直肠持续压迫膀胱，导致膀胱容量减少，并因反复刺激膀胱，引起膀胱不可控制的收缩，即可产生遗尿。

（2）便秘影响宝宝身体发育

便秘可影响小儿体格发育，由于代谢废物不能及时排出体外，易致小儿腹痛、腹胀、食欲不振。长期厌食可使小儿营养不良，生长发育迟缓。

（3）便秘使宝宝智力低下

科学家发现，幼年经常便秘的儿童，不仅记忆较差，思维能力也大受影响。粪便久积于肠道，就会再次发酵，产生大量有毒物质，如不能及时排出体外，就可能对人的神经系统产生不良影响。宿便轻则令人嗜睡、口臭、口舌干燥、头痛、腹胀，重则引起心血管、肝肾等内脏疾病及风湿性关节炎，甚至引发肠癌。对儿童来说，宿便会降低脑功能，影响孩子智力发育。

（4）便秘使宝宝容易感冒

据专家生介绍，许多父母一见孩子咳嗽、发烧，就急忙给小儿吃药，中药、西药吃了不少也不见效，只好又到医院打针输液，如此反复，孩子的病情还是时好时坏，弄得父母直挠头。病因就是没给孩子“通便”。

原来，小儿感冒的发生很多都与平常没有养成良好的生活习惯，造成小儿食积、便秘有关。一些孩子常吃洋快餐，尤其是炸鸡腿等油炸食品，还有的爱吃烤羊肉串、巧克力、花生，这些热性食物一旦食用过多，便内热丛生，使肠热少水，大便干结。研究表明，大肠粪便燥结，往往能够引起肺泡巨噬细胞死亡率增高，肺组织抵抗力下降，进而引起反复的肺及呼吸道感染。

（5）便秘使感冒易复发

临床统计发现，小儿感冒症状有三种：咳嗽不停、夹痰；发热、夹滞；发高热，夹惊。其中发热、夹滞患者占绝大多数。有八成小儿感冒大便不通，消化不良、大便干结，感冒容易反复发生。

（6）便秘引起肛肠疾患

便秘时，排便困难，粪便干燥，可直接引起或加强肛门直肠疾患。如直肠炎、肛裂、痔等。

（7）便秘引起胃肠神经功能紊乱

便秘时，粪便潴留，有害物质吸收可引起胃肠神经功能紊乱而致食欲不振、腹部胀满、嗳气、口苦、肛门排气多等表现。

（8）便秘有碍面部美容

长期便秘，大便中的毒素作用于机体，可影响面部皮肤的新陈代谢，造成患儿面色无光，皮肤粗糙，易长疖疮。

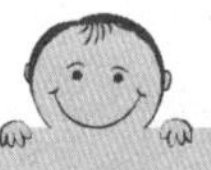

专家提醒

宝宝便秘绝对不是小病，多种疾病都和便秘有关，最终影响孩子正常生长发育，因此，必须引起家长足够重视，保证宝宝大便通畅。

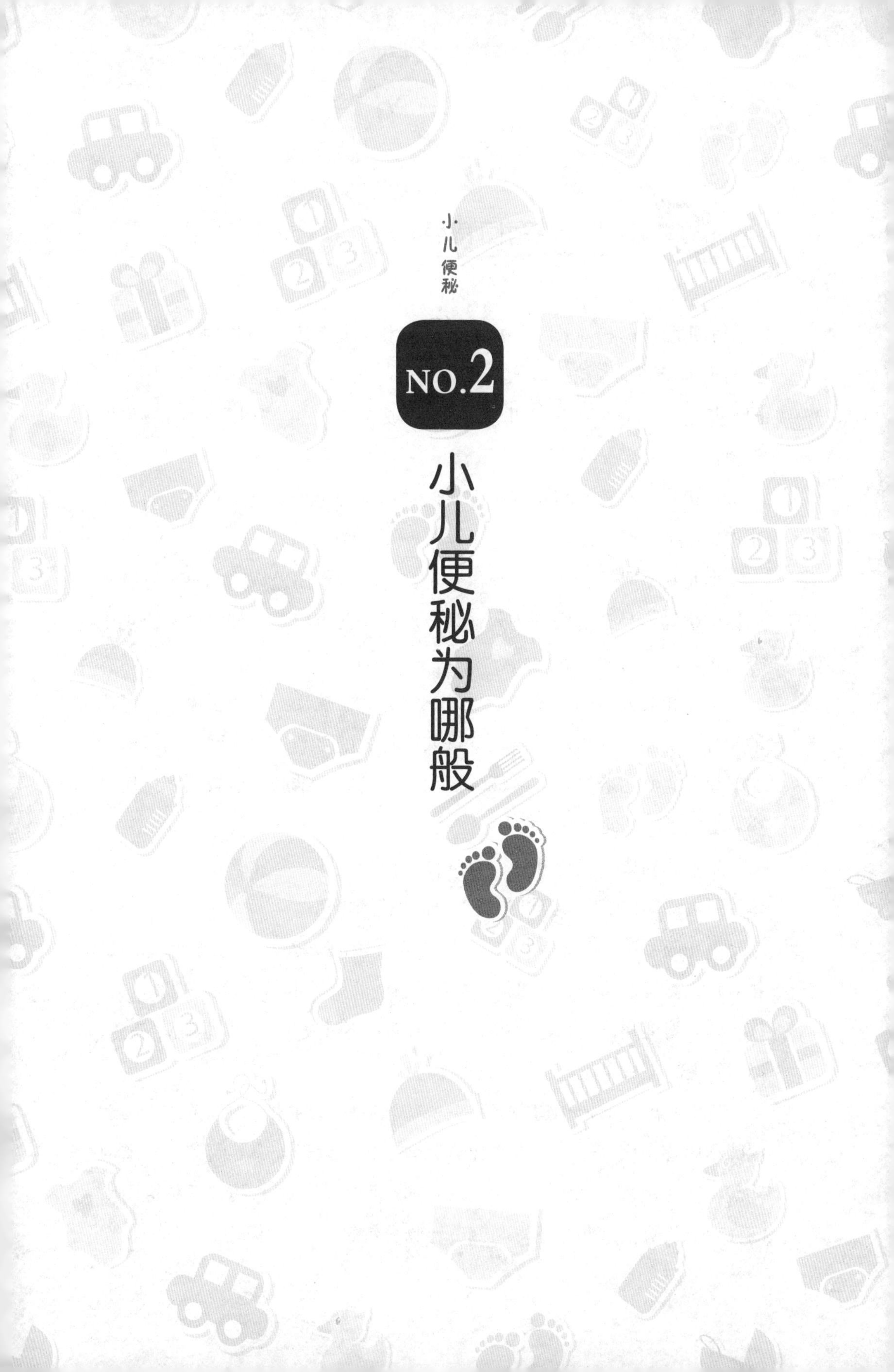

NO.2

小儿便秘为哪般

1 小儿肠道有何特点

小儿肠道的相对长度较成人长，即新生儿肠道为身长的8倍，婴幼儿肠道为身长的6倍，成人肠道为身长的4.5倍。大小肠的长度比也不同，新生儿为1∶6，婴幼儿为1∶5，成人为1∶4。所以，小儿肠管的面积相对较大，有助于肠道摄取营养。

乙状结肠和直肠相对较长，粪便中的水分容易被过度吸收，所以小儿容易便秘。

小儿肠壁肌层较薄，黏膜血管丰富，屏障作用差，消化不全毒物和病原微生物容易透过肠壁进入血流，所以小儿患肠道感染时容易出现中毒症状。

小儿和成人一样，肠壁运动有三种方式。蠕动：驱使食糜下移。摆动和分节运动：使食糜混合，并进入肠道，随之肠运动加强，回盲瓣括约肌松弛，肠内容物进入结肠。因为小儿的胃、结肠反射较活跃，所以小儿易在饭后排便。

年长儿和成人仅胃和结肠有气体，而新生儿、婴儿整个肠管都有气体，所以这些孩子腹部经常饱满，有时能看到肠型。

小儿肠系膜较长，活动度较大，容易发生肠套叠、肠扭转。直肠也相对长，黏膜、黏膜下层和肌层发育不良，直肠固定不牢，容易脱肛。

婴儿阑尾开口大、容易排空，所以阑尾不易发生炎症，但阑尾壁薄，阑尾发炎时容易穿孔。

新生儿出生前消化道内无细菌，哺乳后肠道内才出现细菌，小肠远端的结肠含菌多。母乳中碳水化合物较多，所以母乳喂养的孩子肠道内乳酸杆菌占优势。牛乳中蛋白质含量多，所以人工喂养的孩子肠道内大肠杆菌占优势。这些细菌参与部分食物分解过程，并能合成维生素K和

B 族维生素，对身体有益。

另外，母乳喂养的孩子肠内容物呈酸性，钙、磷容易吸收。

2 小儿便秘的病理机制是什么

食物在空、回肠经消化吸收后，余下的不能再度吸收的食糜残渣随肠蠕动由小肠排至结肠，结肠黏膜再进一步吸收水分及电解质，粪便一般在横结肠内逐步形成，最后运送达乙状结肠、直肠。直肠黏膜受到粪便充盈扩张的机械性刺激，产生感觉冲动，冲动经盆腔神经、腰骶脊髓传入大脑皮质，再经传出神经将冲动传至直肠，使直肠肌发生收缩，肛门括约肌松弛，紧接着腹肌与膈肌同时收缩使粪便从肛门排出体外。以上即是正常的排便反射过程。如果这一排便反射过程的任何一个环节出现障碍，均可导致便秘。以下因素都是发生便秘的重要原因：

（1）摄入的食物或水分过少，使肠内食糜残渣或粪便的量亦少，不足以刺激结肠的正常蠕动。

（2）肠道的蠕动减弱或肠道肌肉张力减低。

（3）肠腔有狭窄或梗阻存在，使正常的肠蠕动受阻，导致粪便不能下排，例如肠梗阻或左半结肠癌。

（4）排便反射过程中任何环节有障碍或病变时均可发生便秘，例如，直肠黏膜机械性刺激的感觉减弱，盆腔神经、腰骶脊髓神经病变，肛门括约肌痉挛，腹肌及膈肌收缩运动减弱等。

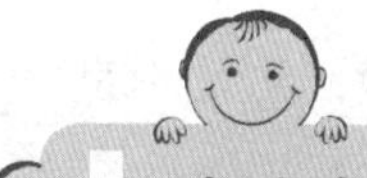

专家提醒

在不同的年龄阶段，发生便秘的原因也不同。引起便秘的原因可分为两大类：一类属于功能性便秘，这类比较常见，经过饮食、生活作息等的调理可以痊愈，在新生儿期发生的便秘多为这种。另一类是由于先天性肠道畸形导致的便秘，通过一般调理效果不佳，必须经过外科手术才能彻底治愈。如果你无法判断宝宝属于哪种原因造成的便秘，最好到医院检查一下再对症治疗。

3 引起便秘的原因是什么

彤彤3岁了，在奶奶的精心照料下长得很壮实。最近彤彤天天缠着奶奶要吃炸鸡腿，奶奶心疼孙子“有求必应”，可是吃了一周后彤彤现在3天解不出大便了，这下可把奶奶急坏了。彤彤怎么会便秘呢？和吃炸鸡腿有关系吗？

绝大多数的婴儿便秘都是功能性的。下面是小儿便秘的四个主要原因：

（1）饮食因素

婴儿饮食太少，饮食中糖量不足，均可以造成消化后残渣少，大便量少。饮食中蛋白质含量过高使大便呈碱性，干燥，次数减少。食物中含钙多也会引起便秘，如牛奶含钙比人奶多，因而牛乳喂养的婴儿比母乳喂养发的婴儿生便秘的机会多。

（2）膳食纤维摄入不足

因为很多小儿不爱吃蔬菜，喜欢高脂肪、高胆固醇的食品，一些缺乏健康知识的家长又不知道引导，这样造成肠胃蠕动缓慢，消化不良，食物残渣在肠道中停滞时间过久，从而引起便秘。

（3）习惯因素

由于生活没有规律或缺乏定时排便的训练，或个别小儿因突然环境改变，可造成便秘。

（4）疾病

佝偻病、营养不良、甲状腺功能低下的患儿腹肌张力差，或肠蠕动减弱，便秘比较多见。肛裂及肛门周围炎症造成大便时肛门口疼痛，小儿因怕痛而不解大便，导致便秘。先天性巨结肠的患儿，生后不久便有便秘、腹胀和呕吐。腹腔肿瘤压近肠腔时大便不能顺利通过，也可引起便秘。

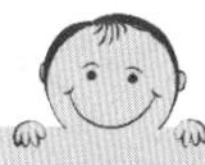

专家提醒

良好的生活饮食习惯是保证孩子健康成长的必要条件，家长不要过分溺爱孩子，要正确引导孩子建立健康的生活习惯。

4 如何判断孩子是否便秘

佑儿刚刚6个月，一直吃母乳，长得白白胖胖很可爱。可是听邻居奶奶说小孩子要1天大便1～2次呢，可是佑儿基本上都是2天1次，妈妈不明白了，佑儿是便秘吗？

小孩是否便秘，不能只以排便频率为标准，而是要对小孩大便的质和量进行总体观察，并且要看对小孩的健康状况有无影响。每个小孩的身体状况不同，因而每日正常排便次数也有差别。例如，完全食母乳的小孩每日排便次数可能较多，用牛奶及其他代乳品喂养的小孩则可能每日排便1次或2～3日1次，只要性状及量均正常，小孩又无其他不适，就是正常的。

5 什么样的宝宝容易便秘

菲菲妈妈因为工作忙，早早给菲菲断了母乳，菲菲一直喝奶粉。现在菲菲1岁了，从6个月起就大便4～5天1次，吃点益生菌就好些，过不久就又加重。妈妈很烦恼，为什么我们菲菲这么爱便秘呢？

一般情况下，人工喂养的宝宝较母乳喂养的更容易便秘，这是因为牛奶中含有更多的钙和酪蛋白，而糖和淀粉含量相对减少，食入后容易引起便秘。如果进食少，食物中含蛋白过多，或者含糖太少，粪便在肠道内停留的时间过长导致水分被肠道吸收等，均易使宝宝发生便秘。此外，生活没有规律，对婴儿没有训练按时排便的习惯，也容易引起便秘。有些慢性病证，如佝偻病、皮肌炎等导致营养不良也容易引起便秘。

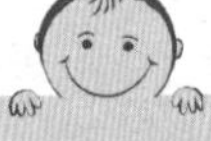

专家提醒

对于容易出现便秘的孩子，日常生活中一定要注意饮食调理，添加辅食后鼓励孩子多吃蔬菜、水果，注意脾胃的养护。

6 小儿便秘应先查因后用药

斌斌今年4岁了，能吃能喝，长得虎头虎脑，聪明可爱，是个人见人爱的小精灵，但近来有一件让斌斌妈妈心烦的事——便秘。斌斌常常是两三天才大便一次，每次差不多半个小时才能解决问题。医生说这是由于心情紧张引起的。精神紧张也会引起便秘吗？

在我们周围有不少父母都有孩子便秘的苦恼。那么儿童便秘怎么办呢？专家认为应先找因再用药，这才是解决便秘的重要原则。

（1）食物摄入不足引起的便秘

食物摄取不足就是吃不饱饭。孩子吃饭难是许多家长遇到的问题，有的孩子这也不吃，那也不吃，经常是一顿饭只能吃几口，处于半饥饿状态。进食过少，经过消化后液体吸收过多，食物残渣过少，从而导致大便量小，并且变稠。同时，进食不足会造成糖量不足，肠蠕动变弱，使得大便干燥。

（2）食物成分不当引起的便秘

大便的性质和食物的成分密切相关。如果食物中蛋白质含量大，碳水化合物不足，会引起肠道菌群改变，肠内容物发酵过程少，从而导致大便呈碱性，出现干燥的情况。如果食物中含较多的碳水化合物，肠道发酵菌增多，发酵作用增加，产酸多，大便就会呈酸性，次数多而且软。许多儿童喜欢吃肉类、细粮，而不喜欢吃粗粮，少吃甚至不吃蔬菜和水果，其结果就会导致食物中纤维素缺乏，从而发生便秘。

（3）肠道功能紊乱引起的便秘

许多小朋友没有定时排便的习惯，往往是什么时候急得忍不住了才去排便，学生在上课时即使有了便意，也不可以随时去排，只好憋住，等下课后再去。这些都是引起便秘的原因。还有一些慢性疾病，如营养不良、佝偻病、高钙血症、呆小症及先天性肌无力等，都会引起肠壁肌肉乏力、功能失常，从而导致便秘。

（4）精神因素引起的便秘

孩子排便时如果紧张、害怕，或者环境和生活习惯突然改变，也可能引起便秘。

（5）器官病变引起的便秘

某些器官病变，如肛门裂、肛门狭窄、先天性巨结肠、脊柱裂或肿瘤压迫马尾神经等都可以引起便秘。

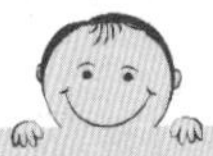

专家提醒

儿童正处于身体成长阶段，许多因素都会引起便秘。年轻的家长不能一遇到便秘就手足无措，也不可盲目用药，必须先查找病因，只有找准了病因，在医生指导下进行对症治疗，才能达到药到病除的效果。

7 为什么初冬季节易诱发便秘

冬天好发便秘，主要与气候干燥、户外活动减少、饮水量下降等有关。有些人饮食过于讲究精细和高营养，缺乏纤维素，食物残渣少，使胃肠蠕动及刺激减弱，在冬季更易患便秘。中医认为，冬天气候干燥，容易在人体内诱发燥邪，大量消耗体内水分而导致便秘。此外，在寒冷的冬季，人体的毛孔都处于闭合状态，阳气存在于体内，也易造成大便干结而出现便秘，小儿体质较弱，更容易受天气季节变化的影响，在冬季小儿更容易出现便秘。

初冬气候的最大特点是气温逐渐下降，空气湿度较低。《黄帝内经》记载，西方白色，入通于肺，这里的西方白色指的就是秋季或初冬天气。秋冬交替时节引发的许多症状（如口干、咽干、唇裂、鼻出血、咳嗽、咯血等），中医认为是源于肺的变化，可见深秋和初冬最容易发生呼吸系统的病证。不过，临床实践证明，初冬时节小儿患便秘或症状加重者较多，其中不少也根源于初冬气候。传统中医认为，人的五脏六腑有着对应关系，肺与大肠通过经脉紧密地联系在一起。《黄帝内经》记载，肺手太阴之脉，起于中焦，下络大肠，上膈属肺，大肠手阳明之脉，络肺，下膈属大肠。在正常情况下，由于肺气的肃降，大肠之气也随之肃降，这样就能充分发挥大肠传导糟粕之作用，排泄就会正常。每逢初冬之燥侵害肺时，就会出现一连串反应：燥邪伤肺，灼伤肺阴，津液亏少，肃降功能减弱，大肠传导无力，从而出现大便干燥、便秘等症状。

8 六大恶习导致便秘

诚诚 6 岁了，自从上小学开始就总是 5 ～ 7 天排一次大便，还需要妈妈用开塞露，已经 1 个月过去了，妈妈决定带他到医院看看。医生仔细讯问后告诉诚诚妈妈，孩子没什么大问题，是孩子上课时不敢去排便这一不良习惯导致的。妈妈恍然大悟，决定避免这种情况再次发生，同时还想了解还有哪些不良习惯可以导致儿童便秘呢。

小儿在排便时有很多不良习惯，这些往往是引起小儿便秘的主要因素，需要家长在日常生活中及时帮助孩子纠正这些不良习惯，以预防便秘的发生。

有些孩子该排便的时候不排，由于各种原因，经常忍着不便，这样会酿成便秘。因为在一次又一次的忍耐和放弃中，大肠对发出的便意信号反应越来越迟钝，渐渐地就没了便意，严重的甚至没有排便欲望了。所以，如果感到便意，就要立刻去解决。

有些孩子总是拿着书或报纸如厕，这样看似没什么，家长可能还会因为孩子有这个习惯而高兴，认为孩子学习努力，其实这是个非常不好的习惯。大便不畅的时候，看着书、报纸，似乎很优哉。不过，10 分钟以后，如果还保持这样一种姿势的话，就会给肛门造成不必要的压迫，肛门的健康就会悄悄地被破坏。排便时间最好在 3 分钟以内，超过这个时间，如果用力，就很容易患上痔疮。所以说，超过一定时间，就果断地站起来，离开马桶。哪怕是过后有残便感，还要去洗手间，也不要在马桶上坐得太久。

有些女孩为了漂亮，保持身材，经常扎束腰腰带或穿塑身衣，这样可能会影响孩子的生长发育。近年来研究发现，这些经常扎束腰腰带或穿塑身衣的女孩子排便量比不穿戴此类衣物的女孩子少很多，原因在于紧身衣抑制了调节排便活动的副交感神经，使大肠内分泌的消化液减少，在小肠中，将食物分解向前推的力量变弱，于是食物残渣在经过大肠的时候，要比正常的时候费时 就是在这个过程中，很容易产生便秘。所以说，便秘严重的女孩，尽量不要穿紧身衣，特别是睡觉的时候，更不要给身体太多的束缚。

喝水少、喂水困难是很多家长都苦恼的问题，平时很少喝水的孩子一天最好喝 8 ～ 10 杯水，特别是早晨起来，空腹喝一杯温水，可以唤醒大肠，刺激胃肠反应。大便中 70% 是水分，从这一点看，充足的水分摄取在改善便秘方面是非常有必要的。如果我们的身体缺水，大便中的水分就会被大肠吸收，大便就会变得干燥。硬结的大便很难润滑地通过直肠和肛门，这就造成排便的痛苦，给肛门造成伤害，引起肛裂等不良症状。

有些家长认为，每天不大便是不行的，便秘是大便在肠道内非正常停留的状态。 医学上认为，一周排便次数少于 3 次，每天排便量少于 30 克的话，就是便秘。不过，3 ～ 4 天都没有大便的人，如果没有什么特殊异常的话，也不是大问题。但如果每天都排便，每次都要用很大的劲儿，排便时间过长，便后仍有残便感或不畅快的话，就应该怀疑是否得了便秘。当然，排便量也是因人而异的，如果没有特别不舒服的感觉，也没有必要非得坚持一天一次。保持良好的心情、尊重自然规律才是最重要的。

对已经有便秘的孩子，一部分家长习惯性地给孩子服用治疗便秘的药，等上一两天，如果没有便意，就开始再次服用，这样的习惯简直就是健康的大敌。一开始总是有效的，可是随着时间的推移，一旦产生了耐药性，必然要加大用药量，这种对便秘药的依赖，最终会导致肠道蠕动的无力，以至于离开药物肠道几乎不能自己蠕动。所以说，不是迫不得已，不要吃便秘药，如果要吃也一定要在医生的指导下服用。

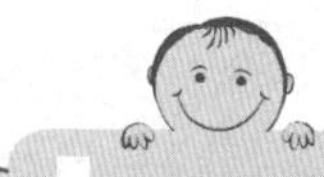

专家提醒

孩子有选择和决定自己生活方式的权利，我们应当予以尊重。但是家长也要做好监护职责，帮助孩子养成良好的生活方式，及时纠正、制止不良生活习惯，使其健康快乐成长。

9 功能性便秘的原因有哪些

引起便秘的原因可以分为功能性和器质性两大类。所谓功能性便秘，就是排便的生理机能因某些原因发生了失调或紊乱，不能正常地按时把粪便排出体外，其常见原因有：

（1）精神神经因素。

（2）整个胃肠道运动缓慢，营养缺乏，特别是B族维生素缺乏，慢性阿片中毒，甲状腺机能减退等，可影响整个胃肠道正常蠕动，使食物通过时间延长，因运动缓慢而形成便秘。

（3）肠道所受的刺激不足，吃得过少，食物中的纤维素和水分不足，对肠道不能形成一定量的刺激，使结肠产生蠕动并及时将食物残渣推向直肠，进入直肠后又因为量少不能产生足够的压力，刺激直肠壁的神经感受细胞，产生排便反射，因而形成便秘。

（4）排便动力缺乏。排便时不仅需要肛门括约肌的舒张，提肛肌的向上向外牵拉，而且还需要膈肌下降，腹肌收缩及大腿肌收缩来加强排出。人们用力排便时，常常暂时屏气（停止呼吸），通过以上肌肉的收缩使胸内压和腹内压急剧上升，来推动粪便排出。体质较弱者腹壁松弛、肛门手术使肌肉损伤后，膈肌、腹肌、提肛肌收缩力减弱，使排便动力缺乏，也会引起便秘。

（5）肠壁的反应性减弱。肠壁内的神经细胞受到炎症、痢疾等引起腹泻的刺激时，为了对抗腹泻，保持人的正常生理，会应激性地降低排粪活动。所以，患肠炎、痢疾等发生腹泻后，常常有短时期排便减弱性便秘。经常服用泻药或灌肠等，也可使肠壁应激性减弱，虽然受到足够的刺激，也不能适时地引起排便反射，反而使便秘更加严重。

（6）铅、砷、汞、磷等中毒，服用碳酸钙、氢氧化铝、阿托品、普鲁本辛、阿片等药物会引起便秘，称为药物性便秘。

10 引起学龄期儿童功能性便秘的危险因素有哪些

凡凡 6 岁了，自从添加辅食开始就经常便秘，吃点益生菌症状就能缓解，可是不久后反复发作。奶奶天天说没关系，凡凡爸爸小时候也这样，一直到成人还经常便秘呢。妈妈还是不放心，现在凡凡都 7 岁了，长得又瘦又小，于是赶紧带凡凡到医院问医生这病和遗传有关系吗？

到底学龄期儿童便秘和遗传有关系吗？还有什么情况会引起孩子便秘呢？

调查表明，偏食、嗜油炸食物、喜食肉类、不吃或偶尔吃一些蔬菜、睡眠质量差、多汗、心情焦虑烦躁、遗传、肥胖等 9 种因素是功能性便秘最具可能性的危害因素。学龄期儿童功能性便秘与不良饮食习惯明显相关，如偏食，不吃或偶尔吃一些蔬菜，喜食肉类，嗜油炸食物，食物中缺乏膳食纤维，引起食物残渣缺乏，对肠黏膜形成机械性或化学性刺激不足，不能引发大脑皮层和神经中枢的调节反射，不产生便意，使粪便在肠道中滞留时间过长，水分过分被吸收，形成干燥粪便，导致便秘。

结肠运动是在中枢神经系统、自主神经系统及内源性肠神经系统的参与下，以多种神经递质作为媒介进行的。自主神经和内分泌系统中枢与情感中枢的大脑皮层整合中心位于同一解剖部位，为精神心理因素影响功能性便秘提供了可能。与精神心理因素有关的功能性便秘发病机制尚不十分清楚，可能与通过大脑皮质影响下丘脑及自主神经系统，从而使肠蠕动和肠管张力减弱有关。如果心情焦虑，烦躁长期存在，大脑皮层则持续受到抑制，阻碍排便反射的下传，进而肠系膜上丛、腹下丛、直肠神经丛及肌间神经丛等副交感神经抑制增强，交感神经活动增加，结肠运动降低，敏感度下降，直肠肛管压力升高，引起排便时肛门直肠矛盾运动，导致便秘。

此外，学龄期儿童功能性便秘还与遗传、肥胖相关。部分患儿父亲或母亲有经常便秘史。肥胖儿童往往喜食肉类，食物中含大量蛋白质，而缺少碳水化合物，食物成分不当，蛋白质过多，碳水化合物不足，纤维素过少，导致肠道菌群发生继发改变，肠内分解蛋白质的细菌较发酵菌为多，肠内容物发酵过程减少，导致大便呈碱性且干燥而产生便秘。睡眠质量差，如入睡困难、易醒、失眠，能影响高级神经活动与直肠反射之间的正常调节，从而引起不协调的肠管蠕动，导致便秘。有调查尚提示，学龄期儿童功能性便秘与多汗相关，可能是精神因素焦虑烦躁通过大脑皮层使副交感神经抑制增强，交感神经活动增加所致。

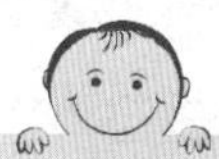

专家提醒

学龄期儿童功能性便秘与饮食、遗传、肥胖等多种因素相关，而且也与孩子的精神心理因素密切相关，家长要密切关注高危儿童生活和心理健康，积极有效地防止便秘发生，影响孩子的生长发育。

11 便秘都是“吃”出来的吗

潇潇4岁了，自从小时候有过一次便秘，妈妈就管得很严，什么零食也不让吃，潇潇很苦恼，便秘都是“吃出来”的吗?

其实除了因为不当饮食等原因引起的单纯性便秘外，有些疾病或其他问题也可能导致便秘。感染除了会引起腹泻，也可能导致便秘，患儿常伴有精神不好、吃饭不好、反应不好等症状。严重的肠梗阻、肠套叠等，会加重孩子肠蠕动功能紊乱，导致便秘。这类患儿除了便秘，可能出现血便、腹部肿块、哭闹等，须及时就诊。新生儿在刚出生的几天里，由于肠胃发育极不成熟，加之胎粪黏稠，有可能堆积在一起，也不排大便。这类患儿常有黄疸、肚胀、吐奶等表现。在排除肠道畸形等问题以后，可用棉签蘸石蜡抹患儿肛门，就能缓解排便困难现象了。

此外，还有的孩子患了肛裂，排便时比较疼痛、痛苦，于是会有意识地不排便，家长只要留心就能发现。

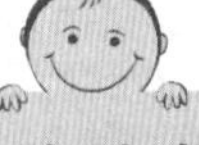

专家提醒

家长一定注意让孩子养成良好的排便习惯，对大便干伴有肛裂的患儿尤其注意。长期排便疼痛会对孩子心理产生伤害，使孩子害怕排便，进而排便时间会更长，如此形成恶性循环。

12 止泻药吃多了也会引起便秘吗

亮亮前段时间拉肚子，吃了两天止泻药后就好了。但还剩两天的药，亮亮的妈妈说要把药继续吃完，奶奶却不同意，认为如果腹泻好了还吃止泻药的话就会出现便秘。真的是这样吗？亮亮奶奶的话有道理吗？

目前小儿常用的止泻药有蒙脱石，若腹痛较重，伴有肠道痉挛者，可能还会用到颠茄片、山莨菪碱。其中蒙脱石是不溶性的粉末，颗粒微小，在肠道表面分布面积大、吸附性强，能吸附大量的细菌、毒素，保护胃肠道和阻止毒物吸收，颠茄片、山莨菪碱可解除肠道平滑肌痉挛，从而抑制肠蠕动。此外，还有收敛剂和保护剂，服用后一方面可以黏附在肠黏膜上起保护作用，另一方面在肠内吸附病菌和毒素。中药制剂大都有多重作用，既能抑制肠液分泌过量，促进肠液吸收，从而减少大便水分，又能抑制肠道蠕动。由此可见，止泻药吃多了，会过度抑制肠道蠕动，使肠道蠕动变慢，或者大便水分减少而变干燥，引起便秘。

专家提醒

大便次数小于每天 3 次，大便性状基本正常时，即可考虑停用止泻药，如果不能把握好停药时间，应及时咨询医生。

13 便秘与性格有关吗

有报道称，愈来愈多的孩子有便秘问题，这和性格有密切的关系。

有些孩子的答话并不表示他表达了自己的意见。当你提问题时，因家人没有给他暗示，常会模棱两可地回答。长期以来，孩子总是回答别人希望他回答的答案，如果家人没有意见，他只好自己小心回答别人的问题，察言观色是这一类孩子的专长，是他们讨得家人欢心的法宝。当一些聪明的孩子很懂得察言观色时，父母就要小心了，很可能他的便秘性格已经形成，已经开始隐藏自己的想法了。这种便秘的性格往往在幼年时就形成了，当孩子长期无法表达负面情绪时，会发展成忽略这些负面情绪的逃避型性格。这种性格最终会发展成为对自己的健康漠不关心 ，生病时除非父母强烈要求，不会自己求医诊治，即便生了病需要治疗，也不是为了使自己恢复健康，而是为了满足周围亲人的要求。这样的病人最大的麻烦是当其生命受到疾病威胁时，根本没有丝毫求生意志 ，而病人没有求生意志时，再好的医疗技术也难发挥作用。这样的性格在幼年成型，长大之后很难改正，使得这种便秘的治疗变得非常困难，除了必须从生理治疗着手之外，同时还要做心理治疗，从改正孩子模棱两可回答问题的方式开始，同时鼓励孩子表达自己的意见。

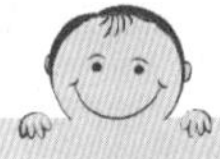

专家提醒

家长在关注孩子身体健康的同时还要注意孩子的心理健康，帮助孩子培养健康的性格。最好在孩子很小时，就像个成人一般对待他，认真地听孩子每次说的话并给予正面的响应和鼓励。

14 小儿便秘都是因为上火吗

龙龙快半岁了，可最近排便总是不乖，又哭又闹的，两三天才排一次便，大便干硬，小便黄，龙龙妈很是苦恼。龙龙的腹部比较膨隆，腹内还可摸到有些坚硬的大便块。带龙龙去看中医，医生说龙龙有便秘的问题。龙龙妈很是纳闷，一般来说，吃奶粉的宝宝因为肠胃不适应或者奶粉难消化，才比较容易便秘。龙龙一直都是吃母乳的，怎么也会便秘呢？难道是因为龙龙“有火”吗？

其实，吃母乳的宝宝也一样会有便秘现象。由于婴儿饮食主要以母乳、配方奶粉及辅助食物为主，其中纤维素含量极少，加上未养成定时排便的习惯，很容易出现便秘现象。患上便秘的宝宝由于排便时感到疼痛，常常会尽可能拖延排便时间，造成大便更加干燥，形成恶性循环。另外，由于孩子体内积火，流汗、排尿、皮肤及呼吸时水分蒸发，造成较多水分流失，这些也是造成粪便干硬的原因。

通常家长们认为宝宝便秘是上火造成的，为宝宝挑选去火的食物或药物吃。但是给宝宝去火的家长会发现，去火治疗便秘的结果只有两种：一种是便秘依旧，另外一种是便秘好了一段时间，又反复了。这种情况就是因为家长没有弄清楚，上火是宝宝便秘的原因，但上火又是由于宝宝的脾胃功能失调等导致的。脾胃的问题不解决，宝宝便秘自然会反复出现的。

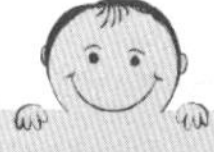

专家提醒

预防宝宝便秘，要从平时的生活做起。首先要注意进食，宝宝生长发育旺盛，所以需要摄入足够量的奶。如果是添加奶粉，必须注意冲调方法，并在两餐之间为宝宝补充少许的开水，同时避免给宝宝穿过多的衣物，避免流太多的汗。其次，孩子胃容量小，精力旺盛，几乎每 3 ～ 4 小时就需要补充饮食。

15 中医是怎样认识便秘的

中医学认为，各种疾病的病因不外乎内因、外因。便秘最直接的病因是饮食失节、劳倦过度、情志失调、六淫袭扰、热病伤津、病后体虚、痰滞虫积、药石中毒、排便隐忍、久蹲强努、裂痔畏便等一系列因素。以上致病因素导致脏腑功能失调、气血津液紊乱、大肠传导功能失常，引发便秘。

中医认为，大肠的正常生理功能是传化物而不藏。直肠内容物对直肠壁感觉器的刺激是引起排便反射的启动因素。饮食入胃，经胃肠消化吸收，所剩糟粕由大肠传送而出。正常情况下，人体处于“阴平阳秘”的平衡状态，则消化排泄正常，一旦阴阳失调，则寒热失衡，虚实偏执，便秘生焉。阴寒凝滞，大肠传输不利，即为“阴结”。大肠津耗系脾运无力而便坚者发为“脾约”，“脾约”是指脾虚津少，肠液干燥，以致大便坚硬难出的病证。大肠鼓动无力，系肾阳失于温煦而便涩者发为“阳虚秘”。血虚津枯，粪便失濡即为“血虚秘”。如阳明胃热过盛，热灼津液，津伤液耗，则肠道失于濡润而致“热秘”。若脾气不足，升举失常，气虚下陷，则大肠传输无力而致“虚秘”。肝主疏泄条达，若肝气郁结，气机郁滞，津液输布失常，发为“气秘”等。寒热虚实之间，常又相互兼加或相互转化。如热秘久延不愈，津液渐耗，可致阴津亏虚，肠失濡润，病情由实转虚。气机郁滞，久而化火，则气滞与热结并存。气血不足者，如受饮食所伤或情志刺激，则虚实相兼。阳气虚衰与阴寒凝结可以互为因果，见阴阳俱虚之证。

小儿便秘

NO.3

我家孩子是便秘吗

1 便秘都有哪些症状

小孩大多有功能性便秘症状，但是都被家长忽视，导致病情加重。言言已经3岁了，可近2个月内裤上老有粪迹，言言妈妈很是苦恼，日前她带着孩子来到医院肛肠科门诊，医生详细询问了病史，又做了结肠造影和肛门直肠测压检查，确定言言是由于性格内向，一时不能适应幼儿园的集体生活，精神紧张，憋便所致。言言经过医生的心理疏导，配合排便训练，2周后大便每日1次，内裤上的粪迹也不见了。在门诊中经常会到遇到这类患儿，其中不少家长认为是肛门失禁来就诊。其实，这是儿童功能性便秘的一种表现。那么，便秘都有哪些症状呢？

（1）功能性便秘

主要是由于肠功能紊乱所引起的。主要表现为排便间隔时间超过自己的习惯1天以上，或两次排便时间间隔3天以上。大便粪质干结，排除艰难，或欲大便而艰涩不畅。通常发生于不吃早餐、摄食量过少、偏食的患儿。此外，学习紧张、水分摄取不足、生活环境变化、焦虑、月经等，也都是便秘的原因。只要将上述原因排除，马上就会恢复正常。

（2）急性器质性便秘

主要是由胃肠道器质性病变引起的急性的排便困难，其代表有肠梗阻和肠扭转。除排便困难外，主要表现为原发疾病的症状，常会伴随剧烈的腹胀、腹痛、呕吐等症状。因为是脏器的异常所致，所以称之为器质性便秘，必须尽快去医院诊治。

（3）顽固性便秘

主要表现为便秘的症状，便次太少或排便不畅、费力、困难、粪便干结且量少。有些患儿的排便每周少于3次，严重者长达2～4周才排便一次，有的每日排便可多次，但排便困难，排便时间每次可长达30分钟以上，粪便硬如羊粪，且数量极少。

（4）痉挛性便秘

压力大的患儿会出现肠易激综合征，肠管紧张，分节运动异常亢进，常会出现有便意却无法顺利排便，或排便后仍有残便感的情况，也会感到强烈腹痛，排出硬块状的大便。有些人还会反复出现便秘与腹泻交叉进行的状况，孩子在考试前或学习压力过大时可能会出现。

（5）直肠性便秘

持续抑制便意时有痔疮等肛门疾病者主要原因为直肠的知觉麻痹或排便所需的肌肉有问题，有时候也会和弛缓性便秘一起产生。

（6）弛缓性便秘

弛缓性便秘也称结肠性便秘。长期卧病在床者、肌肉松弛的孩子当整个大肠蠕动疲弱，推出大便的力量不够充分时，就会产生便秘。

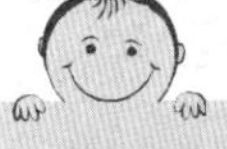

专家提醒

便秘几乎是构成各种疾病的头号凶手，便秘使人体免疫力下降，容易受各种病菌的感染。几乎所有的病菌都源于肠道功能不健全，如不能恢复其正常的功能，将是一件很可怕的事情。肠道因毒素和废物的大量堆积、阻塞而蠕动缓慢，从而也增加了其他消化器官的工作强度，如肾、皮肤、肝、肺和淋巴。这些器官因工作量的无限增加而变得疲劳，新陈代谢过程变得缓慢，恢复状态迟缓，排泄废物能力降低，细胞也会变得无活性或死亡。这都是因为肠道功能障碍而造成的组织和器官功能减退。

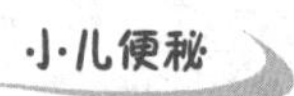

2 便秘为什么不能只看次数

我们通常认为，正常人摄入食物，经消化与吸收到形成粪便排出体外需 24 ～ 48 小时，若超过 48 小时即可视为便秘。但随食物成分不同，个人的饮食及排便习惯不同，间隔时间可能有很大差异。一般每日 1 次，起床后或早饭后排便。有人习惯于 2 ～ 3 天甚至更长时间排便 1 次，却不感觉排便困难，排便后仍有舒适与愉快的感觉。因此，不能只按排便次数多少来确定是否便秘，应按个人的排便习惯来确定。只要排便通畅，无痛苦，就不能算便秘。

便秘是指排便不顺利的状态，包括粪便干燥排出不畅和粪便不干也难以排出两种情况。当排便间隔时间延长，伴大便硬结，排出困难，排便后有便意不尽感或者不适感，腹部胀满，肛门坠痛，食欲不振，头昏乏力等痛苦症状时，才能称为便秘。排便有上述痛苦症状，即使粪便不干，每日排便 1 次或数次，也应列为便秘。

因此，便秘是多种疾病的一种症状，一般表现为大便量少、硬、排出困难，合并一些特殊症状，如长时间用力排便、直肠胀感、排便不尽感，甚至需用手法帮助排便，7 天内排便少于 2 次或长期无便意等。

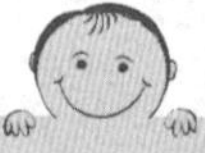

专家提醒

便秘是儿童常见的一种表现，家长要根据患儿平日排便习惯和大便软硬程度来综合判断孩子是否便秘。对于便秘患儿一定要明确病因，积极治疗，避免长期便秘诱发多种疾病。

3 小儿功能性便秘常见类型及特点

儿童功能性便秘（FC）是指非全身疾病或肠道疾病所引起的原发性持续便秘，又称为习惯性便秘或单纯性便秘。根据便秘的症状和检查分为结肠慢传输型便秘（STC）、出口梗阻型便秘（OOC）和混合型便秘。对于儿童便秘，由于儿童语言表达能力差，医生只能凭借患儿父母的观察描述进行分析。

（1）慢传输型便秘

慢传输型便秘是功能性便秘的常见类型，约占45.5%，与结肠运动障碍有关，应注意功能性便秘慢传输型与器质性便秘慢传输型的鉴别。根据曼谷胃肠动力疾病新分类，由肠神经病、肠肌病、帕金森病、内分泌疾病或脊髓损伤等导致结肠传输延迟引起的便秘为器质性慢传输型便秘。功能性便秘慢传输型的临床特点为排便次数减少（＜3次/周）、无便意、排便困难和粪质坚硬。

（2）出口梗阻型便秘

出口梗阻型便秘系肛门括约肌功能不协调或排便反射感阈值异常引起，患者常主诉排便费力、肛门下坠感、排便不尽感、排便量少、粪便质地较硬或呈成形软便。

（3）混合型便秘

具备上述两者特点。

4 小儿功能性便秘主要表现

儿童功能性便秘主要临床表现为排便次数减少或粪便坚硬、排出困难粪便多呈 Bristol1 ～ 3 型（见图 1）。排便时肛门有痛感，严重者可致肛裂、痔疮及直肠脱垂。有时由于粪便擦伤肠黏膜而使粪块表面附着少量血液或黏液。便秘日久者可有精神、食欲不佳，且因摄食不足发生营养不良，进一步加重便秘，形成恶性循环。长期便秘者因粪便中含有酚类、胺类、吲哚等有毒物质，会导致头晕、乏力、纳差、烦躁、口苦口臭、口腔溃疡、睡眠不安、腹部胀痛等不适。便秘是引起肠绞痛的常见原因。

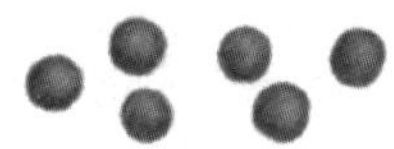

1型：分散的干球便，如坚果，很难排出

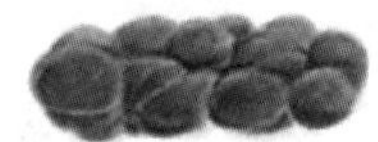

2型：腊肠状，多块的

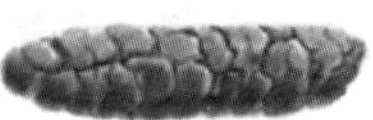

3型：腊肠状，表面有裂缝

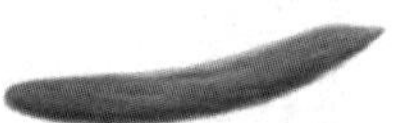

4型：腊肠样或蛇状，光滑而柔软

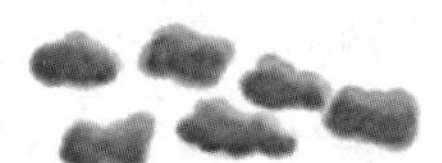

5型：柔软团块，边缘清楚（容易排出）

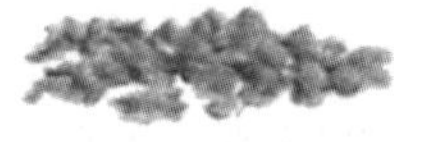

6型：软片状，边缘毛糙

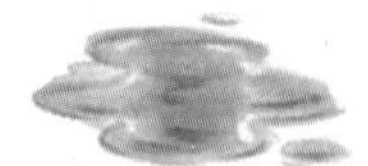

7型：水样便，无固形成分

图 1　Bristol 粪便性状分型

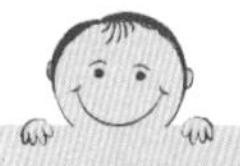

专家提醒

儿童便秘可导致坚硬便块形成，致使直肠扩张或粪块嵌塞，最后因液体绕过粪块流出而致大便失禁，易误诊为腹泻。腹部检查常可扪及粪块，若能取得患儿及家长的配合可进行肛门指诊。

5 慢性便秘如何诊断

（1）排除继发性便秘

为了排除继发性便秘，对患儿进行全面系统的评价非常必要。主要是观察有无器质性的损伤、有无代谢和系统性疾病，有必要时还要了解结肠和盆底肌的运动功能情况。首先应该从病史和一般检查开始寻找继发的原因。如未发现明显的病因，可以有针对地选择特殊的检查方法来诊断功能性便秘。

（2）症状和体征

排便次数减少，粪便坚硬，可有排便困难和肛门疼痛。自觉腹胀及下腹部隐痛、肠鸣及排气多。长期便秘可继发痔疮或直肠脱垂。粪便在直肠停留过久可因局部炎症而有下坠感和排便不尽感。可有精神食欲不振、乏力、头晕、头痛等全身症状。长期摄食不足，可发生营养不良，进一步加重便秘。严重便秘者可在干粪的周围不自觉地流出肠分泌液或未成形的粪便弄脏内裤，酷似大便失禁，称之为“失禁溢出”，而小儿可能因大便次数多甚至“腹泻”来就诊。

常规体格检查一般无阳性体征发现。可有腹部胀气，左下腹可触到存留在乙状结肠的粪块，经洗肠后粪块自然消失。肛门指诊，在出口梗阻者可触到粗而坚硬的粪块，若直肠空虚则为结肠无力型便秘。有时指检后随着肛门扩张而排出大量粪便及气体，症状也随之消失，器质性肠梗阻即可排除。较大患儿可要求做排便的动作，可以感觉外括约肌的松弛和会阴的下降，如没有则提示盆底肌群协调障碍。注意有无痔疮、肛裂，肛门周围有无尿布疹、皮肤感染等。

（3）实验室检查

血电解质、肾功能、甲状腺功能、血糖和尿糖，钡剂灌肠造影、直肠活检、下消化道动力检查、肛管直肠感觉检查等帮助明确便秘的病因，排除器质性疾病。

6 便秘需做哪些检查

一般常规检查正常，致肛裂时可有便血或黏液。应查甲状腺功能，注意除外甲状腺功能低下和佝偻病等疾病。

其他辅助检查：

（1）胃肠通过试验

建议在至少停用有关药物48小时后，服用不透X线标志物20个，拍摄腹片一张（正常时多数标志物已经抵达直肠或已经排出）。选择48小时摄片的目的是有可能观察到此时的标志物分布，如多数已经集中在乙状结肠和直肠区域之内或尚未达到此区域，则分别提示通过正常或延缓，如在72小时再拍摄一张，若多数标志物仍未抵达乙状结肠和直肠或仍在乙状结肠、直肠，则分别支持慢通过便秘或出口梗阻型便秘。胃肠通过试验是一种简易方法，可以推广应用。如果延长到5～6日拍片一张，其准确性可能增高，但可行性较差，因为多数患者难以坚持而自行用泻药，试验的敏感性降低，尤其是难以判断便秘类型，除非是进行系列摄片。

（2）肛门直肠测压

肛门直肠测压能提供有无引起便秘的肛门直肠局部机制，例如在力排时肛门外括约肌出现矛盾性收缩，提示有出口梗阻型便秘，向直肠气囊内注气后，如肛门直肠抑制反射缺如，则提示有Hirschsprung′s disease，以及直肠壁黏膜对气囊内注气后引起的便意感、最大耐受限度的容量等，能提供直肠壁的排便阈值是否正常。

（3）肛门直肠指检

这里强调，肛门直肠指诊不仅是检查有无直肠癌的重要的方法，也是判断有无出口梗阻型便秘的常用、简易手法，尤其是增强的括约肌张力，力排时括约肌不能有所松弛，反而更加收缩紧张，提示长期极度费力排便，导致括约肌肥厚，同时在力排时处于矛盾性收缩。

（4）肌电图

对盆底肌和肛外括约肌进行肌电图观察是评价慢性便秘的有用方法。正常人休息时盆底横纹肌的张力维持紧张状态，应用体表皮肤电极探测，全部正常小儿排便时肛外括约肌张力下降，而便秘患儿仅42%有耻骨直肠肌或肛外括约肌出现肌电活动下降。

（5）直肠镜、乙状结肠镜及纤维结肠镜检查

这几种检查可直接了解肠黏膜状态。由于便秘，粪便的滞留和刺激，结肠黏膜特别是直肠黏膜常有不同程度的炎症性改变，表现为充血、水肿、血管走向模糊不清。此外，在痉挛性便秘可见到肠管的挛缩性收缩，肠腔变窄。

（6）胃肠X线钡剂造影

可根据钡剂在胃肠道内运行的情况，了解结肠的运动功能状态，区分张力减退性便秘和痉挛性便秘，并可及时发现器质性病变，如先天性巨结肠、肿瘤、结核等。

7 小儿器质性便秘常见的疾病有哪些

（1）先天性巨结肠

临床表现为胎便延迟、便秘、腹胀。生后24小时内不排胎便，或需灌肠才能排出胎便，3天内胎便不能排尽，同时伴有腹胀。其主要病理改变是直肠肌层神经节细胞缺乏，导致直肠处于痉挛状态，大便不能排出，

近端结肠发生代偿性扩张。其检查手段有钡灌肠造影、肛门直肠测压及直肠活检，新生儿期间钡灌肠造影的诊断率在70%多，肛门直肠测压的诊断率可达90%多，最为可靠的是直肠的病理学检查。新生儿巨结肠的治疗是将病变肠管切除，目前的手术技术可经肛门将病变肠管切除。

（2）巨结肠类源病

临床表现与巨结肠相似，不同的是巨结肠病理改变为肠神经节细胞缺乏，巨结肠类源病病理改变为肠神经节细胞发育不良、异常、不成熟及肠神经节细胞减少。目前，临床做出准确的诊断及明确病变范围仍有一定的困难，治疗是将病变肠管切除，与巨结肠相似。

（3）胎粪阻塞综合征

新生儿胎粪不能排出常见两种原因：肠蠕动抑制和胎粪过度黏稠。前者表现为先天性巨结肠，后者为胰腺囊性纤维化的结果，表现为胎粪性肠梗阻。胎粪性肠梗阻和上述两种情况不同，主要是结肠、直肠运动排便的功能未成熟，发生胎粪滞留，水分过度吸收而出现一种低位功能性肠梗阻表现，导致便秘和腹胀。新生儿1～2天或更长时间无胎粪排出，腹部逐渐膨胀，并出现呕吐和拒食。直肠指检时可扪及稠厚的胎粪，拔指时带出胎粪，继之有大量气体和胎粪排出，胎粪梗阻即可能解除，以后不再出现便秘。部分患儿直肠指检不能触及胎粪，指拔出后无或仅有极少胎粪，需用生理盐水灌肠才能清除并使腹胀消失，以后不再复发便秘。如果经灌肠胎粪排尽，以后再次出现便秘及腹胀，则要考虑先天性巨结肠的可能。

（4）慢性肠无动力症

临床症状酷似先天性巨结肠，胎粪也不能自然排出，但肠壁肌层神经丛神经节细胞发育正常。其病因尚不明确，被认为是常染色体隐性遗传，又称家族性慢性肠尢动力症。本病做出正确的诊断比较困难，患儿有低位梗阻的表现，X线平片见小肠、结肠均扩张伴有液平面，盐水灌肠虽能冲洗出胎粪，但不能使肠蠕动恢复正常功能，与胎粪阻塞综合征不同。

钡灌肠无直肠狭窄与近端结肠扩张的直径差异，直肠测压、内括约肌有正常的松弛反射，直肠活检有神经节细胞，不支持先天性巨结肠。剖腹探查见小肠、结肠呈弥漫性充气、扩张，目前还缺乏有效的治疗方法。

（5）小左结肠综合征

母亲相当多是糖尿病患者，病儿多为早产或剖腹产，有低血糖和高血糖素症，高血糖素可抑制降结肠和乙状结肠的运动功能，从而间接减弱左结肠运动。临床表现为生后 24 ～ 48 小时无胎粪排出，逐渐出现肠梗阻的症状，呕吐、腹胀。钡剂灌肠造影见乙状结肠、降结肠明显狭窄，脾区处在交界区，从左侧横结肠开始，一直到盲肠。与先天性巨结肠不同的是可见直肠扩张，而先天性巨结肠直肠呈痉挛狭窄状，本病多需几天才出现蠕动，排尽胎粪而恢复正常。治疗上用等渗盐水或稀释的 0.5% 双氧水洗肠清除胎粪，同时纠正低血糖。

（6）先天性脊柱裂

先天性脊柱裂分为显性脊柱裂和隐性脊柱裂。显性脊柱裂常见为脊膜膨出、脊髓脊膜膨出和脂肪脊髓脊膜膨出，表现为骶尾部肿物。隐性脊柱裂骶尾部无包块，可见毛发、色素沉着或窦道。先天性脊柱裂常伴有脊髓发育不良、脊髓栓系，$S_{2\sim4}$ 脊髓神经元变性，除发生便秘外，还会有尿失禁和下肢功能障碍，可行脊髓 MRI 检查明确诊断。正常情况下脊髓圆锥在第二腰椎水平以上，若脊髓圆锥低于第三腰椎水平或脊髓圆锥形态异常，则表明有脊髓栓系、脊髓发育不良，一旦诊断明确应尽早行脊髓栓系松解术。

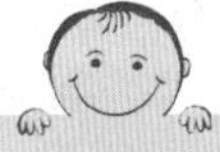

专家提醒

多种疾病可以导致便秘的发生，孩子出现便秘，家长要仔细观察孩子是否有其他特殊表现，如果经调节饮食、缓解压力等方式便秘不能缓解应及时到医院就诊。

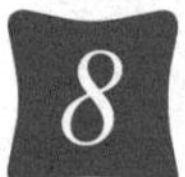功能性便秘与先天性巨结肠、甲状腺功能不全如何鉴别

小铭4个多月大，出生后48小时没有排出胎便，经灌肠后排出，在未满月时又出现连续3天不排便的问题，也是经灌肠后排出，此后一直正常。到4个月大时，他又有5～6天没有排便，同时伴腹胀、呕吐，到医院灌肠后排出大量粪便，医生先是让他禁食，而后允许喝少许水和奶，仍未见正常排便。由此，医生怀疑是先天性巨结肠，但未最终确诊。那么，功能性便秘与先天性巨结肠、甲状腺功能不全如何鉴别？

先天性巨结肠患儿出生后即有大便不正常，时而数日不排便，时而拉出大量稀便，腹胀严重。因多有营养不良，皮脂菲薄，腹部常见扩张的肠段蠕动。此病必须及时请医生诊治。

先天性甲状腺功能不全，又称克汀病或呆小症。患儿除便秘外，还表现为皮肤粗糙，体温低下，少吃懒动，很少啼哭，哭则声如“老鸭叫”，腹胀，面与下肢似肿非肿，面容呆板，舌常外伸。有经验的儿科医生，只要仔细检查多会考虑此病。

若上述两病症状尚不明显时，则非进行进一步检查不可。此两种病虽说不可不防，但毕竟少见，若经医生排除后，便不必耿耿于怀。但长期便秘者就不能单靠开塞露或食物调节，需要就诊排除可引起便秘的疾病。

便秘与肠梗阻当如何鉴别

便秘与肠梗阻两者均有大便秘结不通的表现。但肠梗阻是一种急病，

是因肠内容物不能顺利通过肠道而导致腹部疼痛剧烈，大便完全不通，且无矢气及肠鸣音，严重者可吐出粪便。便秘可以是肠梗阻造成的，也可能是单纯性肠道功能紊乱，表现为腹部胀满，大便干结难行，可有矢气及肠鸣音，或有恶心欲吐、不欲饮食等表现。肠梗阻治疗较复杂，多数需手术甚至切除坏死肠段，但排除器质性疾病的便秘则可通过调节饮食，通过改变精神情志来改善。

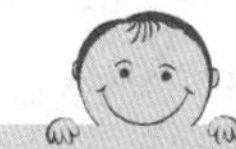

专家提醒

孩子出现大便不通，且无排气，腹痛较剧烈，一定要及时送孩子到医院就诊，排除肠梗阻可能，以免贻误最佳治疗时机。

10 孩子假性便秘是怎么回事

最近半个月来，仅3个月大的小宝宝每隔3～4天才排便一次，排出糊状粪便，黄色、量多、气味酸臭，小宝宝的精神、情绪、食欲、睡眠等状况尚好，亦无明显的呕吐、腹胀、腹痛等现象，去附近医院化验粪便，亦未发现明显异常。对此，有的医生说是单纯性便秘，也有的医生说是小宝宝攒肚子，并非真的便秘，而是一种假性便秘，我想知道宝宝的这一状况究竟是怎么回事。

婴儿假性便秘的原因可能是婴儿的消化道面积大，肌层薄，消化功能弱，只能消化流质食物，故在孩子出生后多为母乳喂养，3～4个月后根据实际情况为孩子添加辅食，如蛋黄、烂粥、软面、碎菜、果泥等，以满足孩子生理需要，并刺激肠蠕动，促进排便。如果此时未能添加辅食，就会因奶水中缺乏必要的食物纤维，对肠壁的刺激弱而致肠道蠕动无力，从而造成婴儿排便时间延长，粪便呈糊状或膏状，但在排便时孩子并无痛苦，无腹痛、腹胀、呕吐等症状，一般状况和精神状态尚属良好。由此可见，婴儿假性便秘并不是真正的便秘，且可随着婴儿的成长而逐渐消失。所以在明确婴儿假性便秘后无须使用缓泻剂，可适当给予肠道消化酶制剂，如多酶片、乳酶生等益生菌制剂，以促进食物消化和吸收。更为重要的两点措施：一是及时添加辅食，特别是让孩子吃些果泥，或喝些果汁和菜汤。二是按摩，即家长用食指和中指按顺时针方向轻轻按摩腹部肚脐周围，还可辅以热毛巾外敷肚脐周围，以刺激肠蠕动而促进排便，临床观察证实，以上措施有利于缩短症状持续时间，家长们不妨试试。

11 什么是功能性遗粪症

新新从上小学开始就经常便秘，妈妈经常给他服用四磨汤治疗。1 年前新新 5 天没大便，妈妈就给他多加了一支通便的药，结果正值上课新新急于大便，但不敢请假上厕所，故将大便排在裤子里。自此之后，新新白天经常大便失控，以上课时及放学路上最常见，每周 2 ～ 4 次，且没有其他不舒服，大便颜色质地均正常。新新对此很害羞，不愿意让他人知道。妈妈发现后赶紧带新新到医院检查，没有任何器质性病变。医生说新新是功能性遗粪症。那么，什么是小儿功能性遗粪症呢？

功能性遗粪症，也称非器质性遗粪症，又称功能性大便失禁，属排泄功能障碍，是指 4 周岁以上的儿童，在无器质性疾病情况下仍在厕所以外的场所不自主地排出正常粪便的过程，至少每月 1 次，并且持续 3 个月以上。一般排便多数是在内裤，有时粪块落在屋角、幼儿园和学校的走廊、公园等场所。排便多数发生在儿童站立的时候，特别是运动中、步行时、玩耍时，甚至洗澡时排便，致使粪块浮在澡盆中。大便性状正常，并非腹泻，躯体检查无异常。

12 功能性遗粪症的病因有哪些

儿童功能性遗粪症的病因多种多样，涉及家庭、学校、环境及人际关系等方面，是多种因素相互作用的结果，其发生机制可能与遗传因素、神经系统发育成熟延迟、教育方法不当及心理社会因素等有关。其中包括以下几方面：

（1）社会心理因素

强烈的精神刺激、过度的情绪激动和严重的精神创伤对大脑皮质的排便中枢有抑制作用，可导致其不能完成正常的排便动作，结果肛门失去控制使大便溢出。如果在养成良好排便习惯的关键时期，有重大不良事件使儿童心理极度恐惧或精神抑制，将影响其掌握排便要领和养成规律的排便习惯，使之不会选择马桶或便盆，而引起遗粪症。多数 5 岁以上的遗粪症患儿易继发心理问题，有些学龄期儿童因学习负担沉重或学习成绩不良经常受到家长和老师的训斥、歧视，或由于粗暴的教育方式，产生心理矛盾而紧张焦虑，均可引起遗粪现象。

（2）神经系统功能不全

目前，有学者认为，肛门括约肌的去神经支配是功能性遗粪症发生的原因之一，即支配肛门括约肌的神经损伤，主要是支配肛门外括约肌的阴部神经损伤所致。Pakarinen 等研究发现，功能性遗粪症患者阴部神经末梢运动潜伏期较正常人明显延长，以致神经传导减慢，肛门括约肌不能及时舒缩导致遗粪发生。

（3）肥胖因素

调查发现，肥胖与功能性大便失禁有关，其原因可能是肥胖儿童的低纤维素和高能量饮食导致大便干结形成粪团，在儿童不经意时粪块落

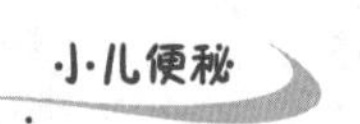

在内裤里或其他地方造成功能性大便失禁。通过调查问卷评估 80 名肥胖儿童（平均年龄 11 岁）的排便情况，结果发现这些儿童大便失禁的发生率为 15%。

（4）其他因素

儿童生活环境、遗传素质等在功能性遗粪症的发生中也起到一定作用。有学者调查了一群功能性排便障碍患者，将其分为有阳性家族史和无阳性家族史两组，结果发现，有阳性家族史组排便障碍症状发生时间较早、持续时间较长、并发症较多且诱发因素较少。

13 功能性遗粪症如何诊断

功能性遗粪症分为原发性和继发性两类，原发性是指儿童从未养成控制大便的习惯，从婴儿期就开始持久存在的遗粪症状，继发性是指小儿已养成控制排便的习惯，相当一段时间之后又发生遗粪。

目前，功能性遗粪症尚无统一和公认的诊断标准。中国精神障碍分类方案与诊断标准第三版（CCMD-3）诊断标准为：年龄或智龄在 4 岁以上，反复出现在不恰当的地方排便（如裤子里、地板上），大便性状通常正常或接近正常；每个月至少有 1 次遗粪，至少持续已 6 个月；排除由于精神发育迟滞、脊髓神经病变、意识障碍、腹泻或肛门括约肌功能障碍所致；功能性遗粪症可以是独立症状，也可以是更广泛障碍的一部分，尤其是情绪障碍或品行障碍的组成部分。美国精神障碍诊断和统计手册第四版（DSM-Ⅳ）将功能性遗粪症分为两个亚型，其中伴有便秘和液状物溢出的通常称为潴留性遗粪症；不伴有便秘及液状物溢出的则称为非潴留性遗粪症。

14 功能性遗粪症与便秘的关系是什么

许多调查资料显示，儿童功能性遗粪症与功能性便秘有密切关系。儿童便秘很常见，其发病率在 0.3% ～ 28%，且多为功能性的，约 80% 的儿童在 5 年内可彻底治愈，但合并有功能性遗粪症者则较难治愈。有便秘症状的儿童有 79% 发生大便失禁。在失控性排便儿童中有 95% 伴功能性便秘。便秘是粪便长时间潴留在直肠内，使直肠过度扩张和受体的感受性降低。直肠远端过度膨胀后，直肠运动感觉功能受损，引起肛门括约肌的自发松弛，当直肠内积满粪便，其压力超过括约肌收缩力时，则很可能会引起遗粪，形成便秘和遗粪症状同时存在。这种大便失禁常以两种方式发生：一种是直肠近端，在肠内新形成的粪便从堵塞在远端结肠或直肠的粪块周围或中间漏出。一种是当粪块在直肠内蓄积到一定程度后，病儿对过度扩张的肠壁感觉迟钝，难以形成有效的排便反射，粪团就失控性地掉到内裤中了，因而把这些伴有便秘症状的大便失禁称为大便沾染。所以便秘是导致遗粪症最常见的前期症状。

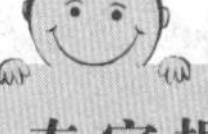

专家提醒

儿童长期便秘有可能发展为功能性遗粪症，给患儿生活带来极大不便，严重影响患儿心理健康。家长对儿童便秘应予以重视，尽早到医院接受正规治疗，避免盲目用药。

15 小儿长期便秘会导致反应迟钝

日本学者饭野节夫在《儿童饮食与健脑》中指出，儿童便秘会变得“呆头呆脑”。他的研究中发现，2～6岁的儿童长期便秘者，精力不集中，缺乏耐性，贪睡，喜哭，对外界变化反应迟钝，不爱你说话，不爱交朋友。但是，他在通过药物治疗，大便通畅后的几天里，孩子们的情绪就明显好转，“呆头呆脑”的各种反应减轻。然而，这种儿童大多又很快便秘，恢复到原来哪那种“呆头呆脑”了。他认为，经常性的便秘，儿童会感到腹胀不适，但因无法表述自己的不适，更不能引起家长的重视，其注意力过多地集中在便秘不适上，故会对外界事物淡漠而“呆头呆脑”。

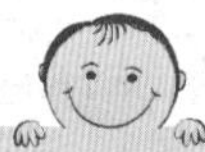

专家提醒

要使因便秘而“呆头呆脑”的孩子变得聪明活泼起来，首先应治好便秘。家长在及时发现儿童长期便秘之后必须充分认识便秘对儿童健康，尤其是儿童精神情绪的不良影响。排除先天生理因素和后天教育因素后，应仔细观察其排便情况。

16 便秘的中医辨证分型

（1）实秘

1）热秘：大便干结，腹胀腹痛，口干口臭，面红心烦，或有身热，小便短赤，舌红，苔黄燥，脉滑数。

2）气秘：大便干结，或不甚干结，欲便不得出，或便而不爽，肠鸣矢气，腹中胀痛，嗳气频作，纳食减少，胸胁痞满，舌苔薄腻，脉弦。

3）冷秘：大便艰涩，腹痛拘急，胀满拒按，胁下偏痛，手足不温，呃逆呕吐，舌苔白腻，脉弦紧。

（2）虚秘

1）气虚秘：大便并不干硬，虽有便意但排便困难，用力努挣则汗出短气，便后乏力，面白神疲，肢倦懒言，舌淡苔白，脉弱。

2）血虚秘：大便干结，面色无华，头晕目眩，心悸气短，健忘，口唇色淡，舌淡苔白，脉细。

3）阴虚秘：大便干结，如羊屎状，形体消瘦，头晕耳鸣，两颧红赤，心烦少眠，潮热盗汗，腰膝酸软，舌红少苔，脉细数。

4）阳虚秘：大便干或不干，排出困难，小便清长，面色㿠白，四肢不温，腹中冷痛，或腰膝酸冷，舌淡苔白，脉沉迟。

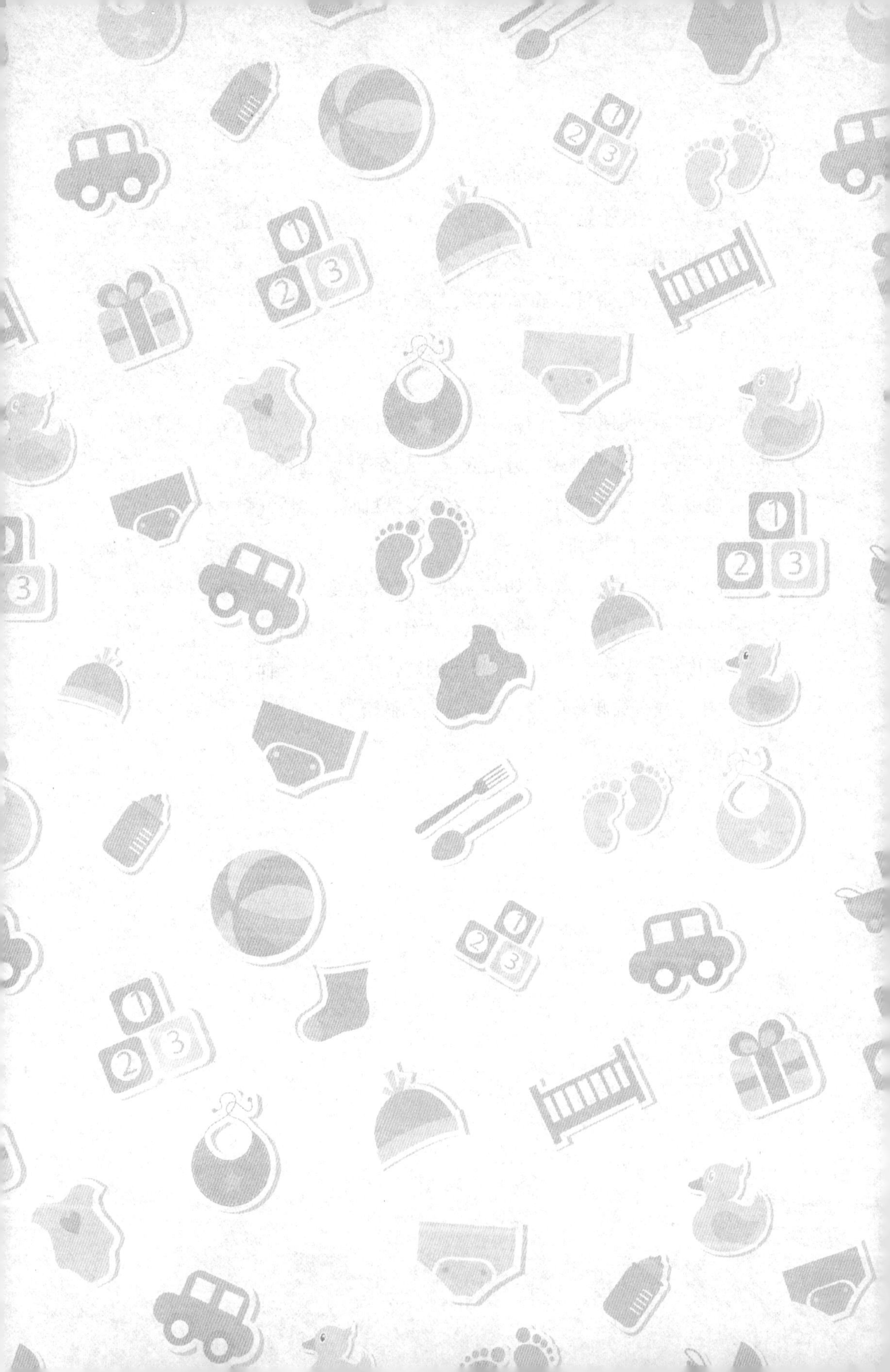

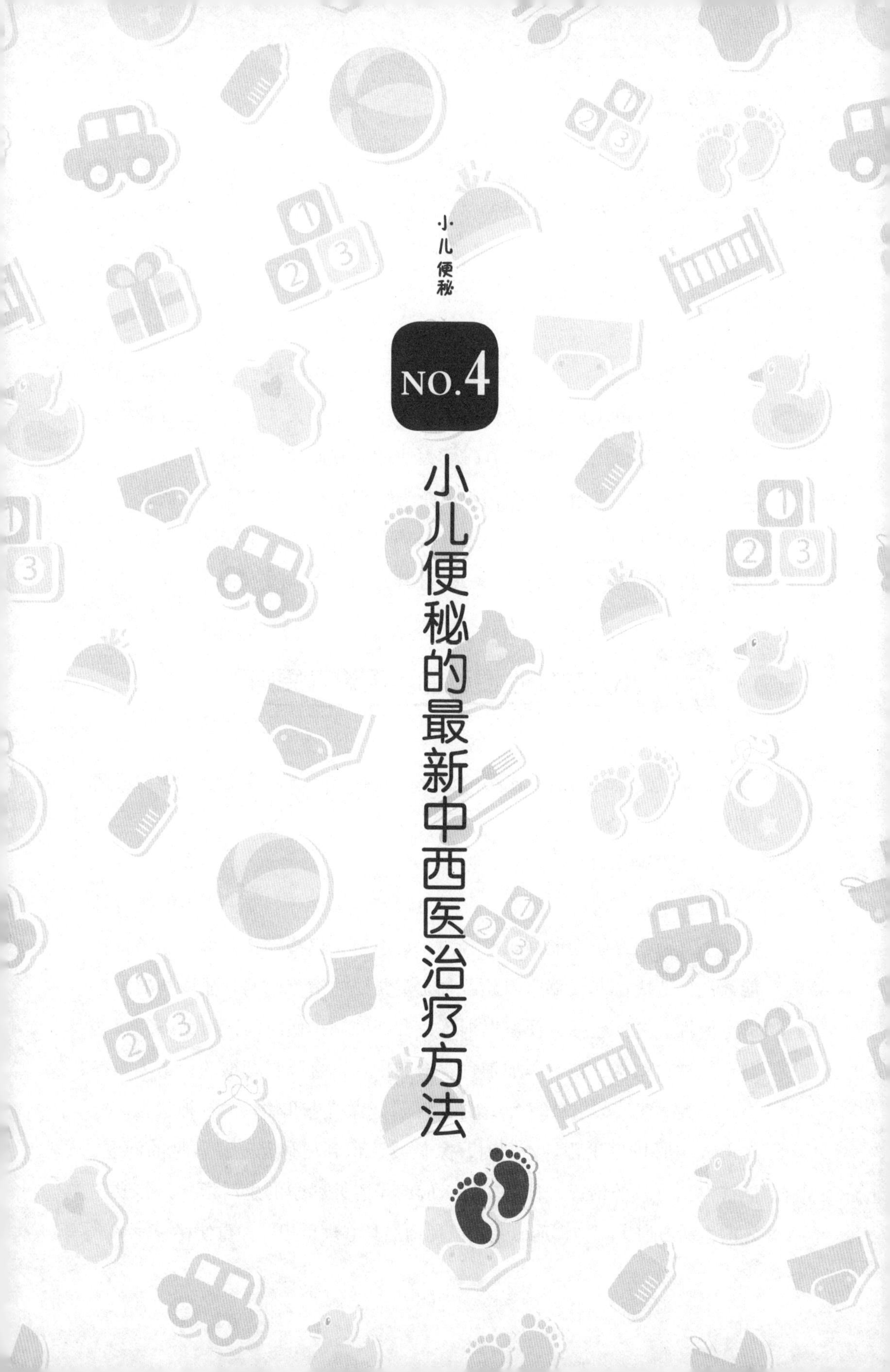

NO.4

小儿便秘的最新中西医治疗方法

小瑜快 4 个月了，妈妈高兴极了，按照一些保健书上所写的给小瑜添加了蛋黄，可小瑜最近大便却不正常了，三四天才 1 次，而且排便时哭闹不安，不仅大便干结，有时候大便还带有血丝。小瑜妈妈急了，赶紧带小瑜来医院求治，医生初步诊断为宝宝便秘。宝宝便秘和成人不一样，病因很单纯，主要就是饮食上出现了问题。宝宝吃得少，喝得少，吸收食物残渣少，吸收慢，容易出现便秘。宝宝便秘了该怎么办呢?

1 小儿功能性便秘的西医治疗原则

目前，西医对功能性便秘的治疗以基础治疗、药物治疗、生物反馈疗法为主。

（1）基础治疗

由于小儿心智尚未成熟，自制力较差，又贪恋玩耍，常不能按时排便。小儿消化系统功能尚未完善，饮食不节，偏嗜零食，可引起肠胃功能紊乱，造成小儿便秘。因此，对儿童便秘的治疗，尤其强调基础治疗的重要性。主要包括排便习惯训练，合理限制排便时间，帮助患儿建立合理的饮食结构，按时添加辅食，增加摄入富含膳食纤维的食物（如谷类、薯类、蔬菜、水果等），增加运动量，保持患儿愉快的精神状态，努力形成定时排便生物钟。同时，家长要认识到便秘是儿科常见的问题，能够得到有效的治疗，预后较好，应给予患儿科学的生活指导，养成良好的生活习惯，切勿训斥患儿，以免增加其心理负担，加重便秘。

（2）西药治疗

口服药：①微生态制剂，又称微生态调节剂，是根据微生态学原理，利用对宿主有益的正常微生物或其促进物质制备成的制剂，具有维持或调整微生态平衡，防治疾病和增进宿主健康的作用。常用制剂有金双歧、培菲康、妈咪爱等。②促进胃肠蠕动的药物，如西沙比利，本类药物要短期服用，否则易引起小儿稀便、肠鸣等副作用。③各种缓泻剂，如乳果糖类、蓖麻油、硫酸镁等，此类药物多短时应用，否则易致便秘加重。对长期便秘患儿可用油剂保留灌肠，常用开塞露，由于开塞露开口端坚硬粗糙，在小儿便秘的应用中经常会造成小儿肛周黏膜红肿、疼痛，甚至损伤直肠黏膜，给小儿造成痛苦，小儿也不易配合，而且此法不能根除本病。

（3）生物反馈疗法

生物反馈治疗是一种纠正不协调排便行为的训练法，具有无药物副作用、成本低、非创伤性等优点，主要适用于功能性出口梗阻型便秘，是近代心理学、物理医学、精神生理学及机能恢复治疗学的结合，其形成和发展充实了行为医学的内容。利用各种技术，以视、听的形式体现体内的某些生理活动，通过指导和自我训练有意识地控制这些生理活动，从而达到控制某种生理过程，促进机能恢复的目的。国外已开展这种生物反馈理论为基础的治疗方法，但缺乏远期随访结果。

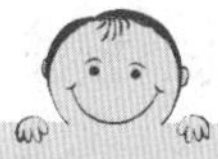

专家提醒

便秘对宝宝健康的影响确实不容小觑，在临床上如果孩子排便间隔超过48小时，即可视为便秘。有些婴儿出生不久，大便就不顺当，隔1～2天或3～4天才大便1次，更有甚者，如果没有家长的帮助，宝宝根本就不会排便，而便秘时间长了，会导致孩子食欲减退、腹胀甚至腹痛、头晕、睡眠不安等，严重的会出现脱肛或肛裂出血。所以，家长要积极防治小儿便秘，但同时也要注意使用正确的方法，否则不仅无法解决问题，还会留下后患。

2 小儿便秘的西医治疗方法具体有哪些

（1）一般指导

1）合理饮食：主要指膳食纤维（DF）（水果、蔬菜及粗粮）的摄入，多数患儿挑食、偏食或家长对此疏忽、迁就，而造成膳食纤维摄入不足。临诊医师应告知家长及患儿，何种食物、多少量才能达到摄入标准，否则象征性"吃一点"不能达到治疗目的。必须强调食用一定量的粗粮并多吃蔬菜、水果。儿童对粗粮极为生疏，即使是粗粮细做也不能使其达到喜爱的程度，含膳食纤维较多的蔬菜、水果（如韭菜、芹菜、香蕉、梨等）也很难做到每日必食，不能要求儿童像成人那样理性认识"为了治病，不可口也要每天吃"。所以，在具体实施中必须由家长配合，保证饮食经常变换花样，使膳食纤维摄入量达到治疗标准［膳食纤维量 = 年龄 +（5 ～ 10）克 / 日］。

2）足量饮水：FC 患儿粪便多呈 Bristol 1 ～ 3 型，除其他原因（如肠蠕动障碍）之外，饮水不足系主要原因，特别在炎热季节更为突出。一般成人标准每日需额外饮水 1500 毫升，儿童因年龄不同足量饮水标准有差异。

3）增加活动量：学龄期儿童在学校内均有体育课及课外活动，但也有患儿沉溺于电脑游戏而久坐致活动量不足。

4）心理行为治疗：儿童 FC 心理问题主要为痛性排便导致的"忍便"

使粪便干结，亦有因“问题家庭”造成的心理障碍，应予详细询问，逐一进行心理疏导。解除患儿父母的急躁及过分关注的情绪，引导儿童消除排便训练的挫败心理，排除突发事件引起的精神影响。

（2）去除阻塞

开塞露属高渗性泻药，不被肠壁吸收，可润滑肠壁，软化大便，去除直肠、结肠内积聚的粪便，对急性便秘效果好，但不能长期使用。因肥皂液和纯水灌肠的并发症多，应避免使用。如灌注方法不能去除粪块梗阻，可戴手套用手指掏出嵌塞粪块，但应动作轻柔，避免损伤直肠黏膜及肛门括约肌。

（3）防止粪便再积聚

1）饮食调节：婴幼儿应有合适的食谱，人工喂养时应减少牛乳量或在牛乳中增加糖量 8% ～ 10%。较大儿童饮食中注意增加豆类及豆制品摄入量，多吃水果和蔬菜，避免挑食、偏食。食物中添加植物纤维 30 克 / 日，治疗 2 周可明显降低饥饿程度，增加肠蠕动纤维素效应。目前已有纤维素制剂可供治疗，如小麦纤维素（非比麸）已去除植酸及游离蛋白，用药后可增加粪便体积，使粪便硬度及肠道运转时间正常化。为减少腹胀的发生，纤维素的使用应适当控制。增加纤维摄入的方法对排便困难或严重结肠无力的患儿无效时，应给予低渣饮食，以改善症状。

2）缓泻剂：①乳果糖：剂量为每日每千克体重 250 毫克，其味甜，作用温和，无严重不良反应，且便于服用。②番泻叶：是刺激性泻剂，长期使用可使结肠壁神经丛受损，造成泻剂结肠，用药次数尽量减少。③聚乙二醇：为渗透性缓泻剂，通过其氢键固定水分，保留于结肠腔内，软化粪便，因其高分子质量而不会在消化道内分解代谢，不产生有机酸和气体，可长期用药。

3）微生态调节剂：便秘患儿存在肠菌群失调，致肠蠕动减慢，肠道内 pH 上升，肠功能紊乱。双歧杆菌可降低肠道 pH、刺激肠蠕动、改善肠内发酵过程，有通便作用。常用制剂有肠乐、培菲康、金双歧及见飞达等。

4）排便训练：排便训练作为矫正便秘的方法而受到推崇，方法为饭后立即试图排便（此时胃肠反射活跃），并在排便失败时用灌肠剂或栓剂作为补救措施，争取解除粪便嵌塞。此法可使相当一部分便秘儿童症状改善，且排便频率增加。从8～12个月开始训练排便习惯：①定时排便，每天晨起坐便盆。②限时排便，一般5～10分钟，如不能较快排便，不要催促或责骂，也不要长期蹲坐，否则可引起脱肛或反而加重便秘。③令年长儿学会正确的排便用力方法，排便时耻骨直肠肌和提肛肌松弛，盆底下降，肛门直肠角变大，此时呼气后屏气（瓦尔萨尔瓦动作），增加腹内压，将粪便推入肛管而排便。

3 小儿便秘常用的通便方法有哪些

天天8个月了，随着辅食加得越来越多，近1个月大便反而越来越少了。刚开始2～3天解一次大便，后来慢慢变成5天，现在7天都没有大便了。妈妈很着急，邻居奶奶说可以给他通通大便。那么，大便怎么通呢？

（1）最简易的方法是将肥皂削成指头大小，长3～4厘米，用水弄湿后塞入肛门，以刺激患儿排便。

（2）开塞露灌肠或甘油加等量的水灌肠（甘油用量5～20毫升/次）。

（3）1%肥皂水或生理盐水灌肠。6个月～3岁，100～300毫升；3～7岁，200～300毫升；大于7岁，300～500毫升。

（4）液体石蜡每次每千克体重0.5毫升，麻仁润肠丸9克，牛黄上清丸1～2丸等，可任选其中一种方法，可于临睡前服用。

（5）矿物油为较常用的通便剂，可降低粪便的硬度，不憋住大便。

每日 60 ～ 90 毫升，分早晚两次使用，所用剂量可调整至患儿的粪便至少有两天以上是松软的，且排便无痛，矿物油可以较长时间使用，一般为 3 ～ 6 个月，根据病况停用。

（6）番泻叶，1 ～ 2 克 / 次，开水泡 10 分钟后给小孩喂服，大便通畅后停用。

但严重的便秘患儿，开始用甘油灌肠，排便顺畅后可改用矿物油，也有少数患儿粪便坚硬，停滞在肛门内，大人必须用手指将大便抠出来，方能解除患儿的痛苦。

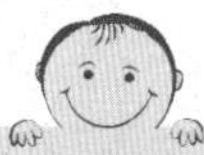

专家提醒

对于长时间便秘患儿可以定期使用通便方法帮助患儿排便，但是不能作为主要治疗手段，孩子长期便秘一定要到医院查明原因，积极治疗。

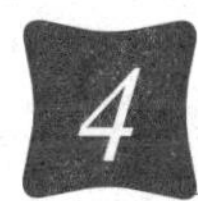

4 小儿通便剂如何选择

面对市面上多种多样的通便药物家长该如何选择呢？哪种通便方法更加适合孩子呢？

儿童便秘一般说来不宜应用导泻剂。临床上除结合饮食疗法、排便习惯训练、灌肠治疗外，同时应根据患儿的具体情况综合分析决定治疗方案。清除肠道潴留粪便是便秘患儿治疗的第一步，可给予缓泻药物口服或直接灌肠或双管齐下。对于严重便秘患儿，主张先予以灌肠 3 ～ 4 天后，再同时给予口服药物治疗。一般以容积性泻药（类似膳食纤维）和润滑性泻药（如液体石蜡）为主，不主张使用刺激性和副作用较强的泻药（如蓖麻油、酚酞等），后者长期使用会导致肠动力和肠感觉功能障碍。临床研究证实，联合使用两种或两种以上泻药（如番泻叶 + 液体石蜡）的疗效远远高于单独使用一种泻药（如番泻叶）的疗效。另外，药物剂量应根据患儿年龄和病情进行具体调整。需要注意的是，1 岁以下的小儿禁止服用液体石蜡，以防止误吸导致吸入性脂性肺炎，年长儿童长期服用需及时补充维生素 A、D。目前，国外学者推荐聚乙二醇（剂量为每天每千克体重 1 ～ 1.5 克，疗程为 3 ～ 4 天），认为是一种安全、有效、无副作用的灌肠液，但长期使用是否会造成肠黏膜损伤有待进一步随访。

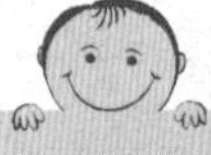

专家提醒

家长选用泻药一定要慎重，尽量在医生指导下使用，否则不仅不能帮助孩子解决痛苦，反而会带来其他伤害。

5 如何正确使用通便药物

落落自从前几天感冒后已经 4 天没大便了，妈妈想着给孩子通通大便，可是把药吃下去了，孩子怎么没有马上拉臭臭呢？是吃的方法不对吗？吃通便药有什么讲究吗？

通便药依其作用不同分为：①接触性泻剂。②润滑性泻剂。③容积性泻剂。使用缓泻剂时需注意，应根据各种通便药物的特点，结合患儿病情合理选用，对老人、儿童便秘宜采用作用和缓的润滑性泻剂，避免使用导泻作用较剧烈的盐类泻剂，对慢性便秘可选用接触性泻剂。掌握泻剂使用方法很重要，接触性泻剂作用缓慢，用药后 6 ～ 8 小时才能起排便作用，常于临睡前服用。容积性泻剂需同时饮用大量温开水，加速增强泻下作用，宜空腹时服用。观察用药后反应，如大黄制剂所含的鞣酸有收敛作用，有时产生继发性便秘等，必要时选用最自然、最少刺激的多糖和纤维素衍生物。

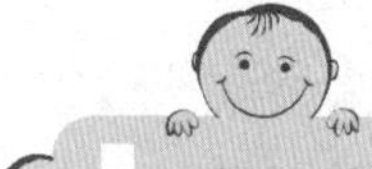

专家提醒

不同作用的缓泻剂使用方法和使用时间不同，家长应按照说明正确使用。

6 孩子可以长期使用通便药物吗

灵儿现在6岁了，从小就便秘，吃上几天乳果糖就好了，可是过几天大便又干了。妈妈很担心，通便的药长期这么吃好吗？会对灵儿的身体产生什么影响吗？

通便药物主要作用于肠道，刺激肠壁增强肠道蠕动或者从肠道中吸收大量水分软化大便，或者润滑肠道促进大便排出。但是据观察，长期使用刺激性泻药，如番泻叶、芦荟、大黄等会发生大肠黑变病。该病的具体表现是：大肠黏膜出现非炎症性、良性、可逆性改变，改变以黏膜正常色泽消失、色素沉着、结肠镜下大肠黏膜呈现黑色为主，一般而言，患者没有明显的其他症状。大肠黑变程度与服用上述泻药的时间及总量成正比。大肠黑变病患者中大肠息肉及肿瘤的发病率较高，且部分有癌变的可能。不过，发生大肠黑变病后不要着急，应减少、停止泻药的服用，大肠黑变病是可逆的，减药或停药后肠黏膜会逐渐恢复正常，但要定期复查，避免其他严重病变。另外，长期使用润滑剂会对其产生依赖，不利于便秘自愈。

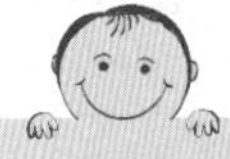

专家提醒

通便药物只能作为缓解儿童便秘、大便干硬的紧急对症处理措施，不能作为治疗便秘药物长期使用。儿童便秘一定要到医院查明原因，对于功能性便秘患儿，要从改变生活饮食习惯入手，从根本上杜绝便秘的发生。

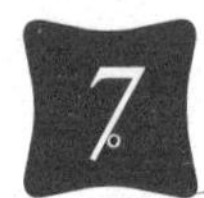

7 生物反馈疗法对便秘治疗有多大作用

其实很多患过便秘的患者不清楚便秘到底该怎么治疗？是否都需要药物治疗和手术治疗？便秘的种类有很多，成因也很复杂，当然其治疗方法也有很多，生物反馈疗法将为治疗便秘提供新的途径。

生物反馈疗法是通过专门的仪器设备，采集便秘患者身体的生理活动信息，将信息放大、处理，用人们熟悉的视觉、听觉信号与大脑建立反馈联系，便秘患者不断进行正反尝试，学会随意控制生理活动，对偏离正常范围的生理活动予以纠正，使患者达到“改变自我”的目的。生物反馈治疗主要是采用压力介导的生物反馈和肌电图介导的生物反馈，但生物反馈疗法只针对由于腹部、肛门、直肠及骨盆底部的肌肉不协调导致粪便排出障碍的出口梗塞型便秘。

使用生物反馈疗法治疗便秘的时候需要注意以下几点：

（1）生物反馈疗法有特定的便秘适用者，对功能性便秘效果较好。

（2）要重视对排便反射的重建和调整对便意感知的训练。

（3）生物反馈疗法要求有合理的训练量，适度控制训练时间。

（4）接受生物反馈治疗的患儿必须具备能理解医生指导并配合治疗，能自主收缩肛门外括约肌，有一定的直肠感觉。

生物反馈疗法治疗便秘能起到很好的作用，由于它没有副作用，安全性高且适合于小儿便秘患者。对比便秘的情况，患者可自己选择是否采用生物反馈疗法治疗便秘。

8 小儿便秘可以频繁使用开塞露吗

甜甜已经 3 天没大便了，她也尝试着自己用力，但累得满头大汗、满脸通红也无济于事，于是甜甜的姥姥试着给她按摩了肚子，又给喂水，往肛门塞肥皂条，还是没有用。于是带着甜甜到医院求治，医师给开了开塞露，上药后甜甜就能拉出大便了。那么，开塞露通便的原理是什么呢？用得频繁会不会对宝宝有害？

如果宝宝严重便秘，很多家长从宝宝的肛门塞入开塞露，刺激直肠引起排便。甘油开塞露作用原理，是利用甘油的高浓度，即高渗作用，让更多的水分渗入肠腔，软化大便，刺激肠壁，反射性地引起排便反应，再加上其具有润滑作用，能使大便容易排出。但这种方法不能常用，经常使用会出现习惯性便秘，会有依赖性。宝宝年龄小，消化系统、神经系统发育不完善，反复刺激或服用泻药很容易导致腹泻、便秘交替出现，引起胃肠功能紊乱，影响正常生长发育。

9 应用排毒药物可以治疗便秘吗

孩子便秘了，有些家长给孩子吃一些排毒类药物，认为这些药物能缓解便秘。排毒类药物的成分主要有牛黄解毒片、大黄苏打片、枳实、芒硝、芦荟等，功能主治多为清热解毒、通便泻下。大黄与芒硝为常用的泻药，这类药会刺激肠道，增强直肠蠕动，使排便顺畅。但如果经常服用这些药材，反而会引起药源性便秘。这是因为，人们一旦习惯了用泻药通便，在药物的长期刺激下，肠道交感神经系统的敏感性减弱，难以产生导致排便反射的神经冲动，且容易引起脾胃虚弱，影响人体正常的消化吸收功能，从而导致弛缓性便秘。治疗便秘不主张常用排毒药，是药三分毒，排毒养颜药也难免存在不良反应，而且，它将苦寒攻下和益气温补等多种药物混合使用，长期服用可能导致种种弊病出现，一旦上火症状消失，最好停药。

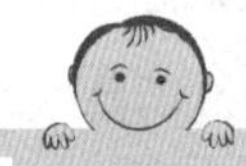

专家提醒

儿童便秘大多是因为不良生活饮食习惯导致的胃肠功能紊乱、脾胃失和，这类治疗当以健脾助运为主，而排毒药物大多苦寒，苦寒伤胃，长期使用必然加重病情，导致便秘长久不愈。

10 解决便秘为何不能太依赖药物

小铭今年6岁了，每过一两个月就会出现便秘，这两天他出现大便干，四五天没有大便，妈妈请假带他上医院，跟给他看病的医生抱怨道“我这个孩子经常便秘，自己给他吃了很多药，就是不能缓解”，医生建议不要给孩子吃过多的药物来缓解便秘，这是为什么呢？

导致便秘的原因很多，一般是由饮食中缺乏粗纤维、运动太少及肠胃疾病造成的，但有很多患者一便秘就会吃通便药，而有些医生也经常给患儿开这样的药，依靠通便药物来维持排便顺畅，虽然能暂时缓解便秘，但不是长久之计。这类药会刺激肠道，增强直肠蠕动，暂时可使排便顺畅。但经常服用这些药物，反而会引起药源性便秘，这是因为习惯了用泻药通便，在药物的长期刺激下，肠道的交感神经系统敏感性减弱，难以产生导致排便反射的神经冲动，且容易引起脾胃虚弱，影响人体正常的消化吸收功能，从而导致弛缓性便秘。治疗便秘从不主张常用通便药，一定要提醒患儿家长，保持营养均衡是预防便秘的基础，平时进食要注意多吃含纤维较多的食物，如粗粮、蔬菜和水果，多摄入水分等易消化的食物，养成定时排便习惯，每日用固定时间蹲厕，如需用药也应在医生指导下用药，对器质性便秘，就应治疗引起便秘的原发病，该手术的要手术，不能简单服用清肠通便药了事，以免延误病情。

11 抗过敏治疗也能缓解便秘吗

很多过敏体质的孩子爱便秘，有人总结“打嗝、放屁和便秘”是过敏体质孩子最常见的表现。所以，如果孩子除了便秘，还爱出湿疹和荨麻疹，这时候，便秘和过敏就很有关系，要注意查找过敏源，必要的时候进行抗过敏治疗。过敏减轻了，便秘也就改善了。

12 小儿便秘为何还要从心理行为方面治疗

欢欢自从开始上幼儿园大便就不正常了，总是 3 ～ 4 天才一次，妈妈赶紧带他来到医院，医生说欢欢很正常，主要是上幼儿园不适应，回家好好进行心理疏导。妈妈想，这么小的孩子也会有心理问题吗?

正常排便为复杂的生理活动，受神经系统调控。排便功能障碍时，对患儿身心发育、日常生活学习、社会交往和心理均可造成不良影响，并明显影响生活质量。需要进行心理、行为治疗的小儿便秘有下列几种情况：痛性排便，未经系统治疗的便秘患儿经常发生粪便嵌塞导致“干便恶性循环”，此时强行排便可引发肛裂、脱肛，使患儿痛苦异常，此疼痛经历足以使患儿恐惧排便、拒绝排便而致“忍便”，使粪便更为干结。遇此情况，应先予以灌肠和软化剂解除粪便嵌塞，并进行心理疏导、抚慰以消除恐惧心理，再行正规排便习惯训练，突然惊吓和偶尔的排便过失（如溢粪弄脏衣裤）受到过度责难，会造成心理创伤导致排便异常。此时应创造减轻心理压力、体贴照顾的良好环境，取得患儿信任配合，循序渐进，最终消除心理创伤。便秘患儿在排便习惯训练过程中可能遭遇失败，家长应予以理解并给予心理支持，使排便习惯训练顺利进行，此为小儿便秘基础治疗的重要环节之一。

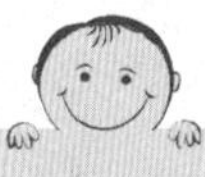

专家提醒

儿童的心理健康成长家长同样不能忽视，平日里要多和孩子进行交流，及时了解孩子的心理动态，及时疏导孩子的不良情绪。

13 功能性遗粪症如何治疗

功能性遗粪症不仅给孩子的生活和学习带来不便，而且还会使患儿产生极大的心理负担。那么如何治疗功能性遗粪症呢？

（1）心理行为治疗

应详细查找病因，有针对性地进行治疗。治疗需家庭、学校、社会、医生互相配合，并根据不同病因，有针对性地予以纠正及开导，进行心理治疗及良好的习惯训练。大多数患儿通过行为干预，症状可得到改善，且患儿也可同时接受更广泛的干预治疗。部分年龄较小的患儿拒绝排便训练、药物治疗时，可给予有效的社会心理干预，制定排便日记，但需要掌握严格的训练日记。

小学生尚应注意减轻学习负担，促进学生之间和睦相处，避免被歧视、受欺负，以帮助其正确面对现实，处理好家庭、学校、学习及环境等各方面的关系，父母应给予患儿理解、支持和帮助，不予或少指责、打骂儿童，使其生活质量满意度相对提高。临床医师在积极治疗遗粪症的同时，针对患儿的心理状态，予以科学地解释和支持，着重解除患儿紧张、焦虑和抑郁等不良情绪，帮助其消退羞耻感，并告知家长遗粪症对患儿心理的影响，若不顾及患儿自尊心，采用斥责、威胁和惩罚的手段，会使其更加委屈和忧郁，加重心理创伤。对待患儿只能多安慰，多鼓励，这一点甚为重要，是治疗成功的先决条件。

（2）药物治疗

确定伴有便秘的患儿，应予导泻药。大便失禁伴便秘的患儿有必要长期使用这类药物，数月至数年不等。对伴有情绪焦虑、抑郁者可辅以抗焦虑药或三环类抗抑郁药治疗，如丁螺环酮、丙咪嗪、氟西汀等，但应在医生指导下用药。

（3）中医如何治疗

对部分功能性遗粪症患者，可用一些中药加以纠正，其治疗原则为通因通用。针灸、推拿和穴位电刺激亦有较好的疗效。通过上述措施进行积极治疗一般预后良好，但仍有待继续观察。有研究发现，8～10岁遗粪症儿童10年后的身心健康与正常对照组比较差别无统计学意义，即与正常对照组相比无或仅存在较轻的身心健康障碍。同时发现，其预后与遗粪症的类型有一定相关性，继发性分别和原发性与对照组比较，差别有统计学意义。

14 中医便秘的治疗原则

中医认为，便秘的实质是脾胃升降紊乱。

脾胃为人体后天之本，气血生化之源。其中脾主升清，即脾将食物消化后吸收的营养输遍全身；而胃主降浊，将消化剩下的杂质传送大肠排出体外。脾升胃降相互影响，脾胃升降有序则人体无病，脾胃升降紊乱就会出现各种疾病。引起宝宝便秘的原因包括胃不通降和脾不升清两个方面。

胃不通降又称胃实，多因饮食未能及时消化，腐败化热而成。常见症状包括大便干结、肚子胀或痛、肚皮热、哭闹、口臭、手心热、感冒时嗓子疼，舌红、舌苔黄厚。

脾不升清又称脾虚，多由消化能力有限、胃肠蠕动缓慢引起。常见症状包括大便干燥成“羊粪蛋”，甚至色黑，或大便前干后软，舌质淡红、苔白腻。

那么，如何知道宝宝是胃实还是脾虚呢？主要是看舌象。让宝宝张开嘴巴，将舌头伸到唇边，注意观察舌质和口腔黏膜及口唇的颜色差异。若舌质和口腔黏膜、口唇的颜色相近，则是淡红舌，属于脾虚。若舌质明显比口腔黏膜、口唇的颜色鲜红，则是红舌，属于胃实。

15 中医如何辨证论治小儿便秘

中医治疗便秘，以润肠、通便为基本原则，但宜针对病因用消积、增液润燥、理肺、健脾、疏肝、益肾等治本之法。药治、食治并举，通下法只可暂用，不可攻伐过度，以免损伤正气。

（1）食积便秘

主症：大便秘结，脘腹胀满，不思乳食，或恶心呕吐，手足心热，小便短黄，苔黄腻，脉滑数有力。

治法：消积导滞，清热化湿。

方剂：导滞丸加减。

常用药：枳实、神曲、山楂、黄连、黄芩、茯苓、大黄（后下）、泽泻、白术等。

伤于面食：加用莱菔子；伤于谷食：重用神曲；伤乳食：加麦芽。恶心呕吐：加半夏、生姜；食积化热：加连翘、胡黄连；腹胀满：加木香、鸡内金。

（2）燥热便秘

主症：大便干结，排出困难，甚至秘结不通，面红身热，口干口臭，腹胀或痛，小便短赤，或口舌生疮，舌质红，苔黄燥，脉滑数。

治法：清热、润肠、通便。

方剂：麻子仁丸加减。

常用药：大黄（后下）、麻仁、枳实、厚朴、杏仁、白芍、蜂蜜（冲）。

口干舌燥、津液耗伤者：加生地、沙参或麦冬；大便干结坚硬者：加芒硝；肺热肺燥下移大肠者：加黄芩、知母、瓜蒌仁；腹胀痛者：加木香、槟榔、白芍。

（3）气滞便秘

主症：大便秘结，欲便不得，嗳气频作，胁腹闷胀痛，舌质红，苔薄白，脉弦。

治法：疏肝理气，导滞通便。

方剂：六磨汤加减。

常用药：木香、乌药、沉香（后下）、大黄（后下）、槟榔、枳实。

胸胁胀闷痛甚者：加香附、川楝子；腹胀攻痛者：加白芍、元胡；

嗳气不除者：加旋覆花、代赭石；恶心呕吐：去槟榔，加半夏、生姜、陈皮；气郁日久化火，口苦咽干者：加栀子、龙胆草等；虫积阻滞气机者：重用槟榔，并加雷丸、使君子等。

（4）气虚便秘（见于重病后）

主症：虽有便意，大便不干硬，但挣扎乏力，难于排出，挣则汗出气短，便后疲乏，面色苍白，神疲懒言，舌淡，苔薄，脉弱。

治法：健脾益气，润肠通便。

方剂：黄芪汤加减。

常用药：黄芪、白术、党参、火麻仁、陈皮、蜂蜜（冲）。

久咳肺虚气短者：加生脉散及紫菀、白前；气虚下陷脱肛者：重用黄芪，加升麻、柴胡。大便干硬：加枣仁、冬瓜仁。

（5）血虚便秘

主症：大便干结，挣扎难下，面白无华，唇甲色淡，头晕心悸，舌淡，苔薄白，脉细弱。

治法：养血、润肠、通便。

方剂：润肠丸加减。

常用药：当归、生地、火麻仁、桃仁、枳壳、何首乌。

血虚有热、伤阴者：加玉竹、元参、知母；气虚见神疲气短、自汗者：加党参、黄芪；心悸者：加酸枣仁、白芍；唇甲淡白者：加阿胶（烊化）。

16 小儿便秘常用的中成药有哪些

（1）实热型便秘

主要表现为：大便干结，小便短赤，面红身热，或兼有脘腹胀痛，口干口臭，心烦，舌红苔黄，脉数。

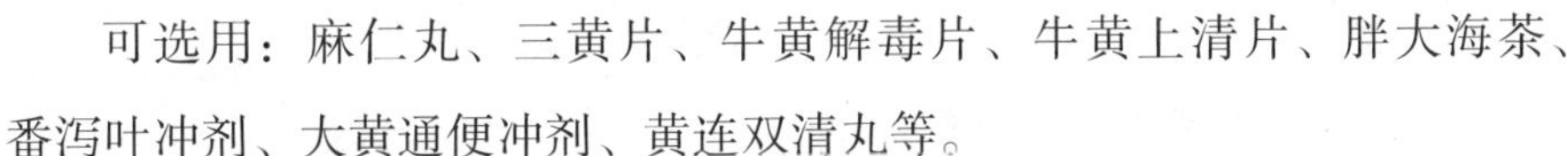

可选用：麻仁丸、三黄片、牛黄解毒片、牛黄上清片、胖大海茶、番泻叶冲剂、大黄通便冲剂、黄连双清丸等。

（2）气机郁滞型便秘

主要表现为：大便秘结，欲便不得，嗳气频作，脘腹胀满，甚则腹中作痛，纳食减少，舌苔薄腻，脉弦。

可选用：木香顺气丸、木香槟榔丸、越鞠保和丸等。

（3）气虚型便秘

主要表现为：大便不一定干硬，虽有便意，但欲便不得，临厕努挣，乏力，挣则汗出气短，面色㿠白，神疲肢倦，舌苔淡白，脉虚细。

可选用：黄芪口服液、四君子丸等。

（4）血虚型便秘

主要表现为：大便秘结，面色无华，头晕目眩，心悸，唇舌淡白，脉细。

可选用：润肠丸、麻仁润肠丸、麻仁滋脾丸、当归养血膏等。

（5）肾气亏虚型便秘

主要表现为：大便坚涩，排出困难，小便清长，面色㿠白，四肢不温，喜热怕冷，腹中冷痛，或腰膝酸冷，舌淡苔白，脉沉迟。

可选用：金匮肾气丸、苁蓉通便胶囊等药。

17 小儿便秘常用的单方、验方

（1）热秘

小儿饮食不节，乳食停滞，大便干燥、坚硬，腹胀且痛，烦躁哭闹，口气臭秽，手足心热，小便短少。治以清热消导。

1）处方：鲜菠菜 120 克，麻油 9 克。

用法：将菠菜洗净，放沸水中烫 3 分钟取出，用麻油拌食。每天 2

次，连食数天。

2）处方：皮硝9克，皂角末1.5克。

用法：皮硝加水溶解后，入皂角末，调匀敷脐部，每日1次。

3）处方：南瓜根50～100克。

用法：将南瓜根洗净、切碎，放锅内加水煎浓取汁。每日1剂，1次服完，连服数剂，以通便为度。1岁以下可加白糖调味。

4）处方：甘蔗汁150毫升，番泻叶1克。

用法：将新鲜甘蔗汁加番泻叶置锅内隔水蒸熟，滤去渣滓。每日1剂，分1～2次服完，连服数天。1岁以下小儿酌减。

5）处方：番泻叶3～5克。

用法：开水浸泡，代茶饮。

（2）气秘

大便秘结伴有胸腹胀痛，嗳气频作，腹内有窜气感，矢气后感到舒服，欲便不得。治宜理气通便。

1）处方：柴胡5克，蜂蜜10克，陈皮3克。

用法：水煎柴胡、陈皮，取汁去渣，调入蜂蜜服，每日1剂。

2）处方：青皮6克，杏仁10克，瓜蒌仁12克。

用法：每日1剂，水煎服。

3）处方：黄豆皮200克。

用法：水煎后分2次服，每日1剂，连服数剂。

4）处方：大黄3克，藿香6克，苏子5克。

用法：水煎服，以通便为度。

（3）虚秘

小儿经常大便艰涩难解，或先干后稀，腹胀矢气，食欲不振，神疲乏力，面色萎黄。治以益气补血润肠。

1）处方：炙黄芪15克，党参10克，麻仁6克，蜂蜜10克，粳米50克。

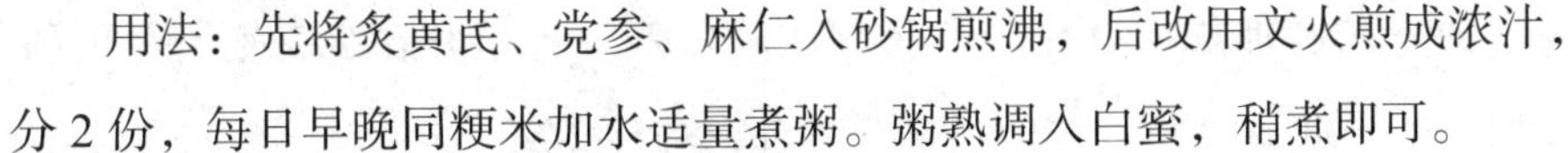

用法：先将炙黄芪、党参、麻仁入砂锅煎沸，后改用文火煎成浓汁，分2份，每日早晚同粳米加水适量煮粥。粥熟调入白蜜，稍煮即可。

2）处方：白术30克，生地20克，升麻1克。

用法：水煎分2次服，每日1剂。

3）处方：黑芝麻15克，核桃肉12克，桃仁、甜杏仁各10克，粳米50克，白糖20克。

用法：将黑芝麻、核桃肉、桃仁、甜杏仁混合碾烂，与粳米共放锅内，加水适量，煮成稀粥，冲入白糖调化，候温可服。每日1剂，分1～2次服完，连服10天。1岁以下小儿减半。

4）处方：粳米50克，大红枣5枚，何首乌18克，冰糖24克。

用法：先将何首乌放锅内加水煎取浓汁，去渣，加入粳米及大枣肉，共煮成稀粥，再加入冰糖调化。每日1剂，分1～2次服完，连服7～10天。

5）处方：黑芝麻90克，杏仁60克，大米90克，当归9克，白糖适量。

用法：前3味浸水后磨成糊状，煮熟后用当归、白糖煎汤调服，每日1次，连服数天。

6）处方：鲜桑椹50克。

用法：绞汁，温开水送服，早晚各1次，连服数天。

7）处方：当归15克，生姜10克，羊肉60克。

用法：水煮羊肉至烂熟，分2～4次喝汤吃肉。每日1剂。

8）处方：黑芝麻60克，蜂蜜60克，北芪18克。

用法：芝麻捣烂，磨糊，煮熟后调蜜，用北芪煎出液冲服，分2次服完，每天1剂，连服数剂。

9）处方：生地、女贞子各12克，玄参、麦冬、石斛各9克，生白术15克。

用法：阴虚明显者加当归9克、生白芍12克；腹胀、便坚，4～5

天解便一次者加枳实9克。上药制成浓煎剂，每毫升含2克生药，可随症加减，每剂20毫升，每次服10毫升，每日2次。

10）处方：紫苏子6克，火麻仁10克，粳米30克。

用法：水煎前2药，去渣取汁，入粳米煮粥吃。

本方适用于小儿肠燥便秘。

11）处方：全瓜蒌9克，甘草3克，蜂蜜60克。

用法：水煎前两药，取汁去渣，调入蜂蜜，分2次服，每日1剂。

本方适用于肠燥便秘。

12）处方：萝卜子10～30克。

用法：炒黄研粉，糖开水送服。本方适用于顽固型便秘。

18 小儿便秘可以用番泻叶吗

10岁的莉莉有便秘的毛病已经好几年了，妈妈给她试过很多方法效果总是不好，有一天莉莉妈妈听说用番泻叶泡水喝可以治便秘，如获至宝，忙去药店买了很多给莉莉泡水喝，莉莉的大便不再干结难解了，但过了一段时间，莉莉妈妈感觉番泻叶的作用在减轻，就加大用药的剂量，这样连喝了几天，莉莉的大便由硬变软，由软到稀，最后竟变成了止不住的稀水样便，一天七八次，家人慌忙把她送到医院，又是输液又是止泻，折腾了两三天才痊愈。为什么会出现这种情况呢？

番泻叶的主要成分是番泻苷类并含有大黄酸、芦荟大黄素、大黄酚等。现代药理研究证明，番泻叶具有泻下、抗菌、止血、松弛肌肉的作用。中医学认为，番泻叶性寒，味甘、苦，归大肠经，主治热结便秘、积滞肚胀等。

番泻叶1.5～3克开水泡服，主治习惯性便秘、产后便秘等，也可与枳实、厚朴同用，以增强泄热通便、消积导滞的作用。

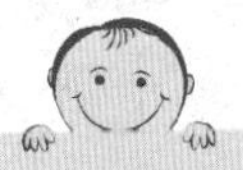

专家提醒

番泻叶用量不宜过大，否则会出现恶心、呕吐、腹痛剧烈、腹泻等毒副反应，最好在医生指导下使用，服药后若有不适，应及时求医。

19 中药的治疗禁忌

中药治疗并不是完全没有副作用，也有其禁忌证，应注意下列几点：

（1）清热苦寒汤药，不可长期饮服，过服苦寒，则损伤脾胃。

（2）消食导滞之剂，不可用之过多，中病即止，以免攻伐太过损伤脾胃，对体弱病儿更应慎用。

（3）补虚药品，不可纯用甘温，因太甘则生湿。

20 针灸治疗小儿便秘

（1）主穴：天枢、大肠俞、合谷、足三里。

配穴：外感风寒加曲池、外关；气血亏虚加脾俞、肾俞。

方法：常规消毒后，用30号1～1.5寸的毫针针灸，实证用泻法，虚证用补法，得气后，可以留针15分钟。每日1次，7次为1个疗程，逐步改善宝宝便秘的情况。

（2）主穴：合谷。

方法：取双侧合谷，手法为疾进疾出，不留针，再用推拿治疗。推拿方法：逆时针摩腹 5 分钟，揉双侧天枢 5 分钟，推下七节 400 次，揉龟尾 5 分钟，按揉足三里 5 分钟，补脾土（用拇指螺纹面着力，在小儿拇指的螺纹面旋推 300 次），清大肠（用右手拇指桡侧面着力，自小儿虎口直推至食指指尖 200 次），补肾经（在小指螺纹面上进行旋转推法）300 次。

（3）针灸取穴分为可两组，第一组取腹部相关神经节段内的穴位，如中脘、建里、下脘、天枢、气海、关元等；第二组取位于下肢的穴位，如足三里、公孙、内庭等。第一组与第二组同时使用或交替使用。

方法：常规消毒后，选用 28 ～ 30 号毫针，直刺中脘、建里、下脘 0.6 寸，直刺气海、关元、天枢 0.6 寸。直刺足三里 1.5 寸，直刺公孙 0.8 寸，直刺内庭 0.5 寸。每天针刺 1 ～ 2 次，每次留针 30 分钟，留针期间行针 3 ～ 6 次，均用中等强度捻转手法，捻转的幅度为 2 ～ 3 周，捻转的频率为每秒 3 ～ 4 个往复，每穴每次行针 30 ～ 60 秒。

针灸治疗小儿便秘的原理：小肠接受来自 $T_{9\sim10}$ 节段的交感神经支配，结肠分布着来自 $T_{11}\sim L_2$ 节段的交感神经，结肠左曲以下的大肠还分布着来自 $S_{2\sim4}$ 节段的副交感神经，故而应取用这几个节段神经支配区内的穴位。第一组即主要分布在 $T_9\sim L_2$ 节段神经支配区内；第二组穴位与病源处于相近的神经节段支配区内，对胃肠机能具有良好的调节作用。

21 电针体穴疗法治疗小儿便秘

处方：取穴分为两组，第一组取腹部相关神经节段内的穴位，如中脘、建里、下脘、天枢、气海、关元等；第二组取位于下肢的穴位，如足三里、公孙、内庭等。第一组与第二组同时使用或交替使用。

操作方法：分为两步，第一步进针操作与体针疗法一样，第二步为电针疗法操作方法。第一步操作完毕后，在两组穴位之间，分别连接电针治疗仪的两极导线，采用疏密波，刺激量的大小以出现明显的局部肌肉颤动或患者能够耐受为宜。每天治疗 1 ～ 2 次，每次电针治疗 30 分钟，没有接电疗仪的穴位，按普通体针疗法进行操作。

22 耳针、耳穴疗法治疗小儿便秘

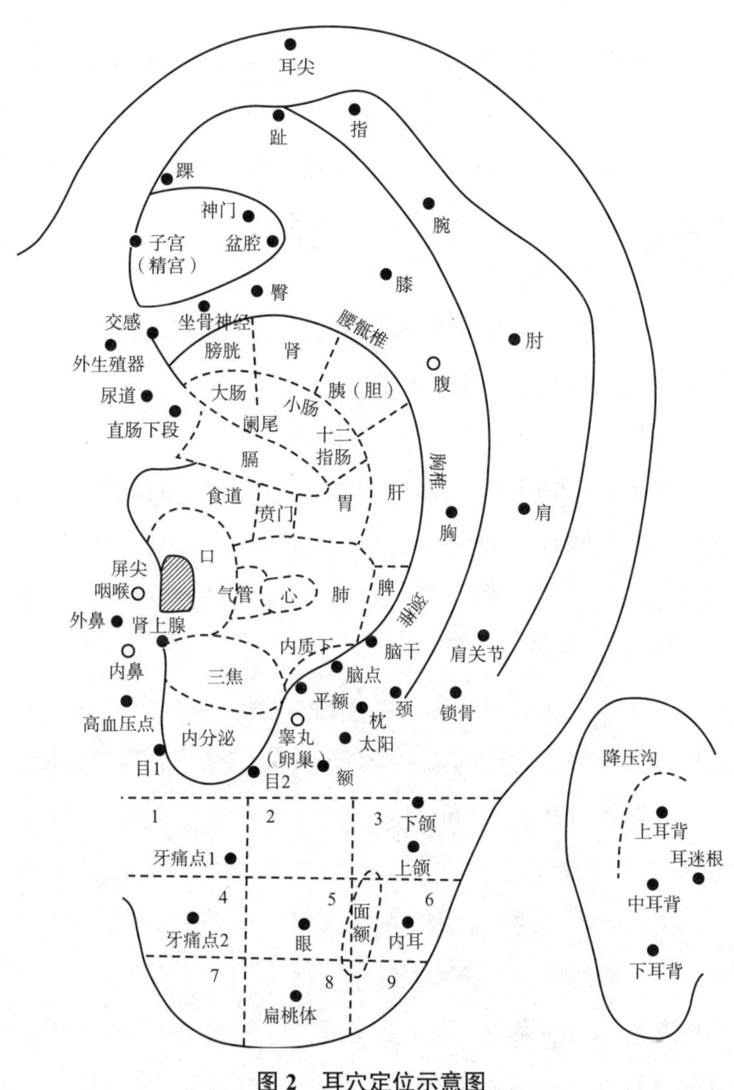

图 2　耳穴定位示意图

耳穴疗法，是用胶布将硬而光滑的药物种子或药丸等物准确地粘贴于耳穴处，给予适度的揉、按、捏、压，使其产生酸、麻、胀、痛等刺激感应，以达到治疗目的的一种外治疗法，又称耳郭穴区压迫疗法。

中医认为，人的五脏六腑均可以在耳朵上找到相应的位置，当人体有病时，往往会在耳郭上的相关穴区出现反应，刺激这些相应的反应点及穴位，可起到防病治病的作用，这些反应点及穴位就是耳穴。其实，耳穴贴压法是耳针治疗的方法之一。

耳穴贴压的贴压物多选王不留行子，也可用其他硬而光滑的药物种子或药丸。在家里找不到合适的药丸，用绿豆也可。还要准备胶布、耳穴贴压板、小刀、镊子、酒精或碘伏、棉球等。贴压时先探查穴位，然后消毒和脱脂，之后贴压穴位，最后按压穴位。

（1）耳穴针刺疗法

处方：主穴、配穴同时取用，两侧交替。

主穴：取一侧的胃、小肠、大肠。

配穴：取另一侧的缘中、脑干、交感。

操作方法：常规消毒后，用28号0.5～1.0寸毫针斜刺或平刺耳穴。针刺胃区时，应从胃体区向十二指肠区透刺（或从敏感点进针），针刺小肠区时可选取2个进针点向大肠区透刺。针刺大肠区时可选取2个进针点向直肠区透刺。

每日治疗1～2次，每次留针30分钟，留针期间行针3～6次，均用中等强度捻转手法，捻转的幅度为2～3周，捻转的频率为每秒3～4个往复，每穴每次行针30～60秒。

（2）耳穴电针疗法

处方：主穴、配穴同时取用，两侧交替。

主穴：取一侧的胃、小肠、大肠。

配穴：取另一侧的缘中、脑干、交感。

在上述耳针疗法处方的基础上，选取单侧的体穴足三里、太溪、公

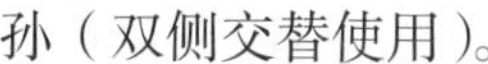

孙（双侧交替使用）。

操作方法：常规消毒后，用 28 号 0.5 ～ 1.0 寸毫针斜刺或平刺耳穴，直刺足三里 1.5±0.5 寸，直刺太溪 0.5±0.1 寸，直刺公孙 0.8±0.2 寸。然后在耳穴主穴与足三里、太溪、公孙之间分别连接电针治疗仪的两极导线，采用疏密波，刺激量的大小以出现明显的局部肌肉颤动或患者能够耐受为宜。每次电针 6 个穴位（交替使用耳穴），每次电针 30 分钟，每日治疗 1 ～ 2 次。没有接电疗仪的耳穴，按普通耳针疗法进行操作。

（3）耳穴贴压疗法

耳穴贴压疗法多与其他针灸疗法配合使用，而较少单独使用。

处方：主穴、配穴同时取用，两侧同时取穴。

主穴：取一侧的胃、小肠、大肠。

配穴：取另一侧的缘中、脑干、交感。

操作方法：用王不留行子进行贴压。常规消毒后，用 5 毫米 ×5 毫米的医用胶布将王不留行子固定于选用的耳穴，每穴固定 1 粒。每天按压 6 ～ 8 次（每 2 小时左右治疗 1 次），每个穴位每次按压 3 ～ 5 分钟，按压的力量以有明显的痛感但又不过分强烈为度。双侧耳穴交替使用。

23 敷脐法治疗小儿便秘

敷脐，就是在脐部用中药治疗常见疾病，具有方法简便、经济实用、疗效显著的特点。它是中国医学宝库中的一件瑰宝。以便秘为例，给卧床多日的病人开具泄热通便、和胃止痛的敷脐方：玄明粉 40 克，小茴香 6 克。方法：将上述药物共研细末，取出一汤匙，和入少量蜂蜜调成糊状。肚脐用 75% 酒精棉球消毒，干后放药糊，然后放上干净的纱布覆盖，用胶布固定。一般情况下，敷药 3 小时后用理气、活血、通便的中药灌肠：枳实 9 克，枳壳 9 克，槟榔 9 克，木香 9 克，赤芍 9 克，生大黄 9

克，泽泻 15 克，当归 9 克，香附 9 克。有些病人用了敷脐药后 2 小时，还未用灌肠药，就已顺利地排便。脐就是中医所述的人体腹部重要的神阙、丹田穴，平背部督脉命门穴，旁开 1.5 寸为肾俞穴，该处反映了肾功能的好坏。中医经典《灵枢・五色》曰："当肾者，脐也。"故治疗便秘也有一定的疗效。

玄明粉 3 克，胡椒粉 0.5 克，研细粉拌匀，置于脐中，外盖纱布，胶布固定。每日换 1 次，用于食积便秘。

焦神曲 30 克，麦芽 30 克，焦山楂 30 克，槟榔 10 克，生大黄 10 克，芒硝 20 克，共研细末，以麻油调上药，敷于中脘、神阙穴，先热敷 5 分钟，后继续保留 24 小时。隔日 1 次，3 次为 1 疗程。用于食积便秘伴腹胀者。

小儿便秘

NO.5

孩子得了便秘，父母是最好的保健医

1 宝宝大便不通畅妈妈应该观察什么

宝宝大便不通畅是否就是便秘呢？对于便秘的宝宝妈妈该怎么办呢？

（1）观察大便性状和次数。看大便是什么样子很重要，如果宝宝大便质地正常，不稀不干，排便通畅，不影响正常生活，即使2～3日一次大便也不能称之为便秘。若宝宝大便每天都有，但排出困难，甚至大便带血，也要按照便秘予以治疗。

（2）正确取大便标本化验。

（3）有人说孩子大便不通时吃点寒凉通泻的食物，把大便排出来就好了，这种说法不能说完全错误，但是要根据孩子体质，实热积滞的孩子，用寒凉通泻法便秘自然缓解，但是本身脾虚、脾阳不足的孩子通泻后反而导致便秘较重，反复难解。

（4）我们除了观察大便性状和次数以外，需要进行以下观察，可以提供给医生。家长要注意观察孩子平时饮食情况，以及孩子有无恶心、呕吐、腹胀腹痛、盗汗和低热等其他表现。

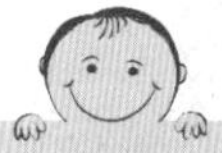

专家提醒

在门诊就诊时医生接诊一个患儿也就3～5分钟，家长对患儿病情细致观察并告知大夫，医生才能很好很全面地了解患儿的病情，如果家长一问三不知，大夫诊断起来就比较困难。

2 如何护理好宝宝的小屁屁

悠悠5岁了，经常便秘，大便和羊屎一样，妈妈用了好多种方法就是不见好。近几天悠悠大便时便了好多鲜血，妈妈吓坏了，赶紧带他来医院。医生说悠悠是排便时把肛门撑破了。这可怎么办呢?

小儿皮肤的防御功能不完善，尤其是新生儿和婴儿，皮肤黏膜薄嫩，屏障功能不全，适应能力差，肛门周围皮肤及黏膜经常受到物理或化学刺激致使局部感染，发生化脓性疾病，甚至可发展为败血症。因此，小儿肛门护理应引起家长重视。

小婴儿使用的尿布应选择质地柔软、吸水性强的棉质新布，使用前清洗消毒。使用尿布的方法要正确，废除用尿布擦肛门的不良习俗。有条件者，可使用一次性尿不湿。在充分保暖的情况下，可将小儿臀部暴露在阳光下每日2～3次，每次10～20分钟。每次大便后，用温水冲洗干净，并用软卫生纸轻轻蘸干。

对于肛裂的宝宝，父母应在孩子每次大便后用柔软的卫生纸轻轻擦干净，之后用1：5000的高锰酸钾温水溶液坐浴10～20分钟，可起到局部消毒加速伤口愈合的作用。除了熏洗法之外，还有扩肛法、切开法。熏洗法对于初期裂口较小的肛裂患者较有疗效，但陈旧性肛裂最好手术治疗。切开法虽然在治疗效果上相较于熏洗法、扩肛法更好，但存在住院时间长，一般要20～30天，而且患者疼痛时间长的劣势。另外，还有微创疗法。

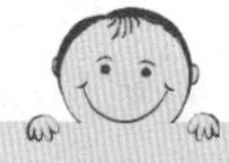

专家提醒

便秘宝宝肛门护理很重要，家长一定要保证宝宝肛门的清洁，防止肛裂的发生及肛周的感染。

3 生活中妈妈如何帮助孩子预防便秘

父母帮助孩子纠正便秘可以从以下儿方面入手：①每日多给孩子饮水，每顿饭都要吃蔬菜，每日吃水果。②多让孩子运动，以促进肠蠕动，有利于大便排出。③每日按时让孩子排便，以养成按时排便的习惯。

对于 1 岁以下的宝宝，更要通过饮食来调理肠道，防治便秘。①奶水喂养：如果宝宝是母乳喂养，由母乳量不足所致的便秘，常有体重不增、食后啼哭等。对于这种便秘，只要增加乳量，便秘的症状随即缓解。牛奶喂养的婴儿更易发生便秘，这多半是因牛奶中酪蛋白含量过多，因而使大便干燥坚硬。这种情况可减少奶量，增加糖量。不满 3 ～ 4 个月的婴儿可在牛奶中加些奶糕。对于 4 ～ 5 个月以上的婴儿，可适量增加辅食，尤其是蔬菜类辅食。②保证水分摄入：半岁以前母乳喂养和配方喂养的宝宝不需要额外喂水，只要按照包装指示正确冲调奶粉，即可满足宝宝每日水的需要。在宝宝 6 个月之后，在开始添加辅食之余，还要注意水分的摄入。

4 什么是小儿推拿疗法

小儿推拿疗法，亦称“小儿按摩术”，是在长期的临床实践中逐渐形成的一种专门用于防治小儿疾病的自成体系的推拿治疗方法。这种疗法简单、方便、有效，不受设备、医疗条件的限制，又能免除患儿服药打针之苦，因此深受患儿及其家长的欢迎。小儿推拿的手法不同于成人推拿手法繁多，其操作简便，易于掌握。强调以轻柔着实为主，要求轻快柔和，平稳着实，适达病所。小儿推拿的穴位特点，主要表现在特定的穴位上。这些穴位大多集中于头面及上肢部，且穴位不仅有点状，也有线状和面状。点状，即一个点是一个穴位，如手背腕横纹中央点即是一窝风穴（相当于针灸的阳池穴）。线状，即从一点到另一点连成的一条线，如前臂的三关穴和六腑穴都是线状穴。面状，即人体的某个部位就是一个穴，如整个腹部为腹穴。临床操作中，一是强调先头面、次上肢、次胸腹、次腰背、次下肢的操作程序；二是强调手法的补泻作用；三是重视膏摩的应用和使用葱汁、姜汁、滑石粉等介质进行推拿，这样既可保护娇嫩皮肤不致擦破，又增强手法的治疗作用。

小儿推拿的对象一般是指 5 岁以下的小儿，用于 3 岁以下的婴幼儿，效果更佳。其治疗范围比较广泛，如泄泻、呕吐、疳积、便秘、厌食、脱肛、感冒、发热、咳喘、惊风、遗尿、肌性斜颈、斜视、小儿瘫痪等。

小儿推拿常用穴位见下图：

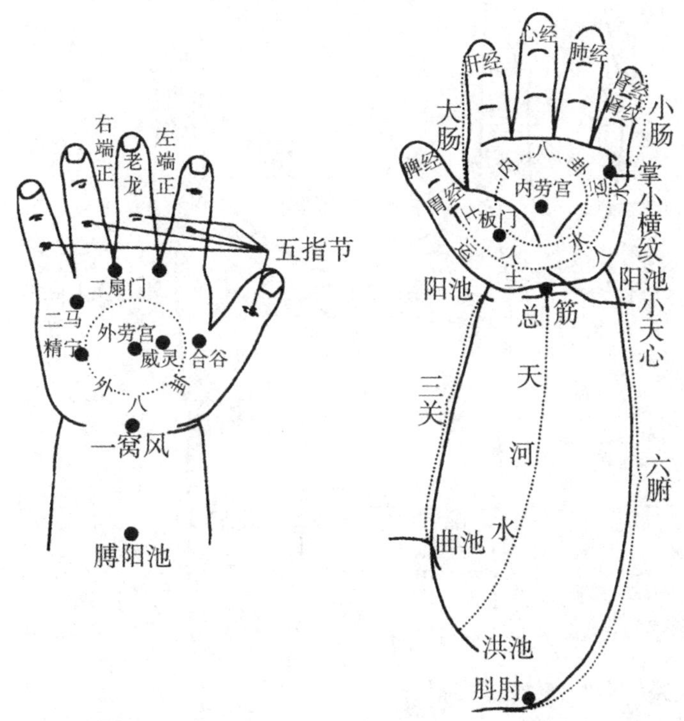

图 3　小儿特定穴上肢图

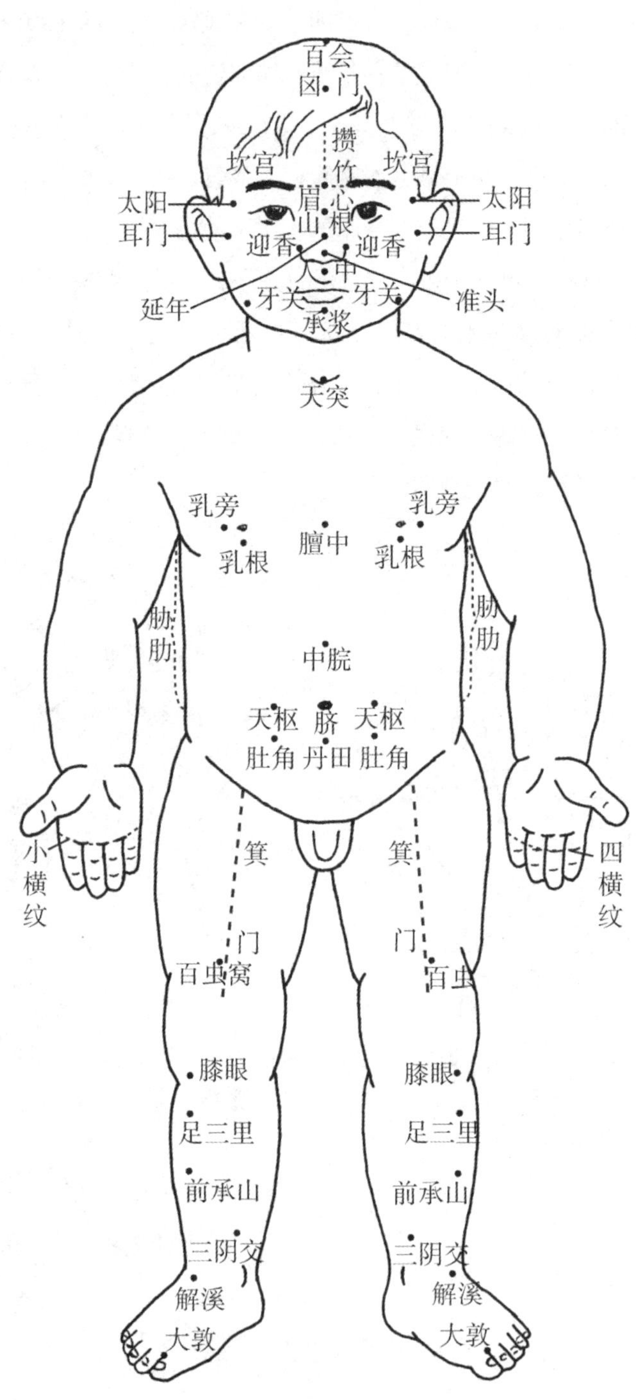
百会
囟门
攒竹
坎宫
坎宫
太阳
太阳
眉心
山根
耳门
耳门
迎香
迎香
人中
延年
牙关
牙关
准头
承浆
天突
乳旁
乳旁
膻中
乳根
乳根
胁肋
胁肋
中脘
天枢
脐
天枢
肚角
丹田
肚角
小横纹
四横纹
箕门
箕门
百虫窝
百虫
膝眼
膝眼
足三里
足三里
前承山
前承山
三阴交
三阴交
解溪
解溪
大敦
大敦

图 4　小儿特定穴正面图

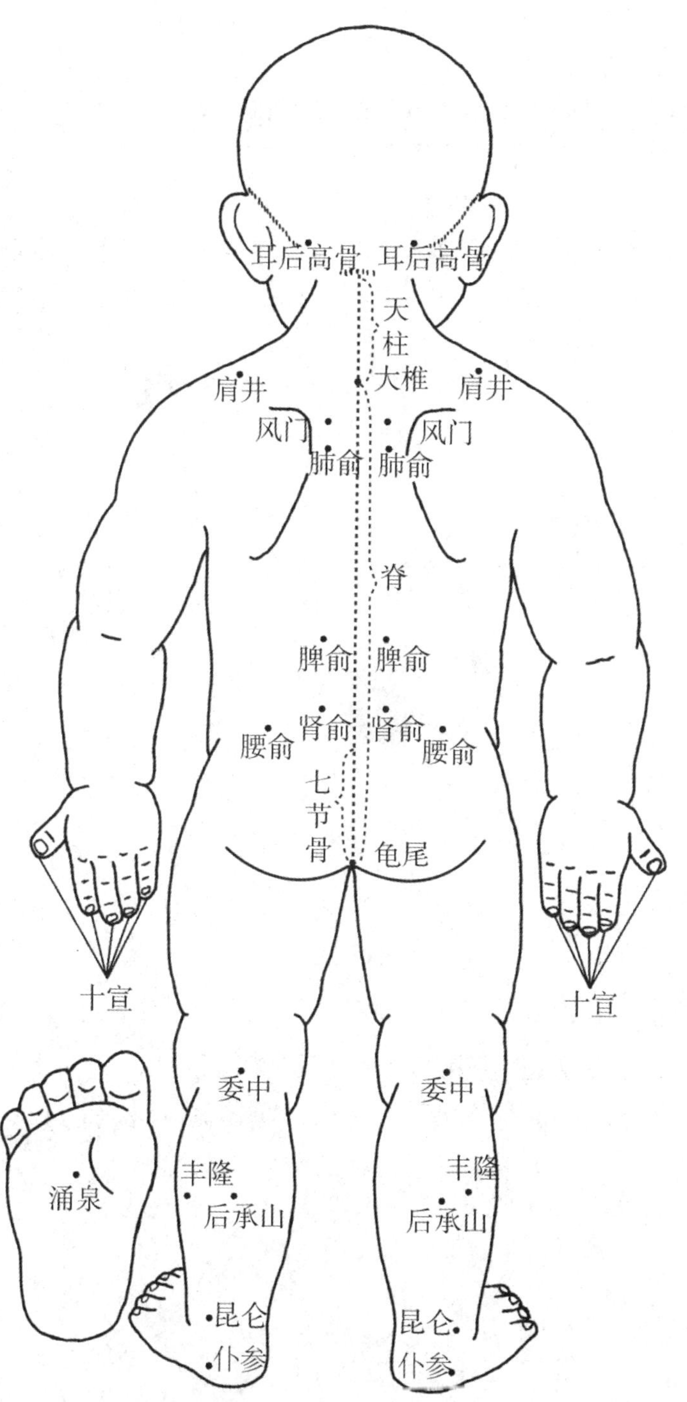
耳后高骨
耳后高骨
天柱
大椎
肩井
肩井
风门
风门
肺俞
肺俞
脊
脾俞
脾俞
肾俞
肾俞
腰俞
腰俞
七节骨
龟尾
十宣
十宣
委中
委中
涌泉
丰隆
丰隆
后承山
后承山
昆仑
昆仑
仆参
仆参

图 5　小儿特定穴背面图

5 小儿推拿常用的手法有哪些

（1）推法。用拇指或食、中二指螺纹面沿同一方向运动，称为“推法”。

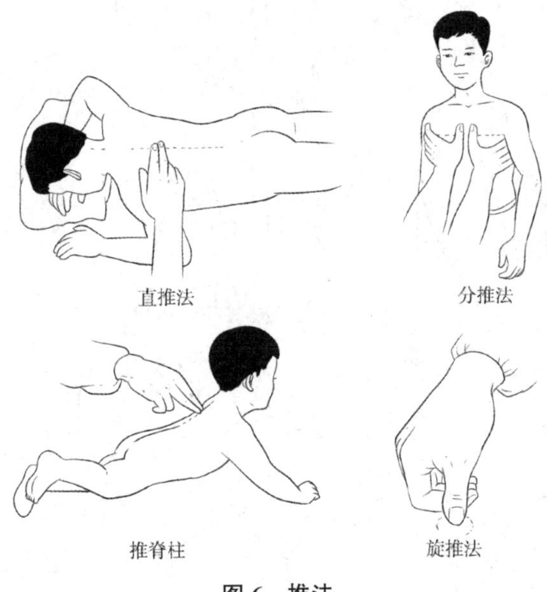

图 6　推法

（2）拿法。“拿法”是用拇指和食、中两指相对用力（或用拇指和其余 4 指相对用力），提拿一定部位或穴位，做一紧、一松的拿捏。

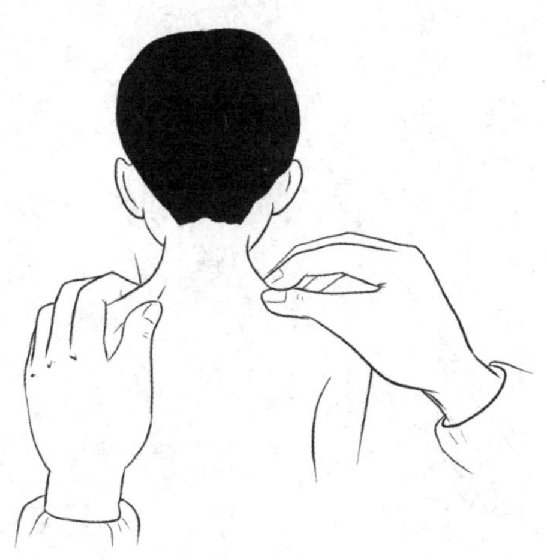

图 7　拿法

（3）按法。“按法”是用手指或手掌按压小儿的一定部位或穴位，逐渐用力向下按压。

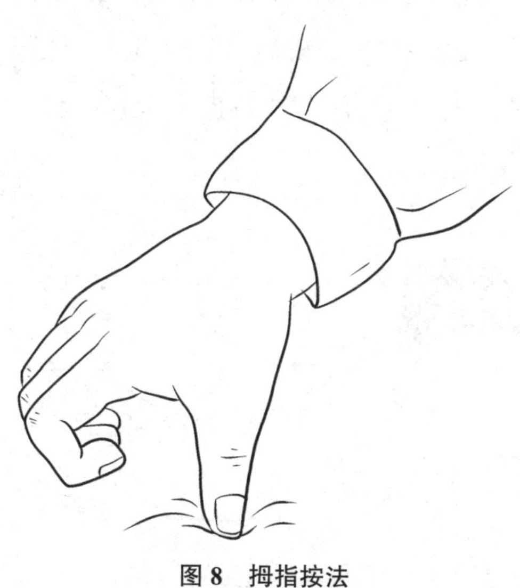

图 8　拇指按法

（4）摩法。“摩法”是用食指、中指、无名指和小指指腹或手掌掌面放在一定部位，以腕关节带动前臂，沿顺时针或逆时针方向做环形抚摩。频率是每分钟 120 次。

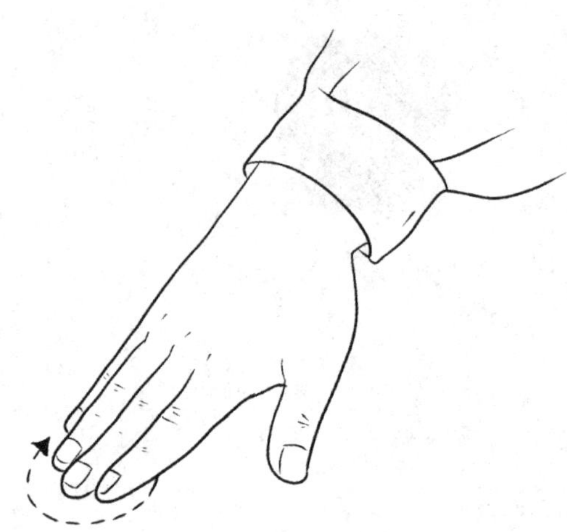

图 9　指摩法

（5）捏法（捏脊）。捏法是用拇指、食指、中指三指轻轻捏拿肌肤，作用于背部正中，又叫“捏脊”。从“长强穴”到“大椎穴”成一直线，操作时应由下向上捏拿。捏脊有两种方法：一种是拇指在前，食指在后；另一种是拇指在后，食、中两指在前。在捏脊时，每捏 3 ～ 5 遍后，在第 4 或第 6 遍时，每捏 3 次，将肌肤捏住向上提拉 1 次，称“捏三提一”，也可以“捏五提一”。

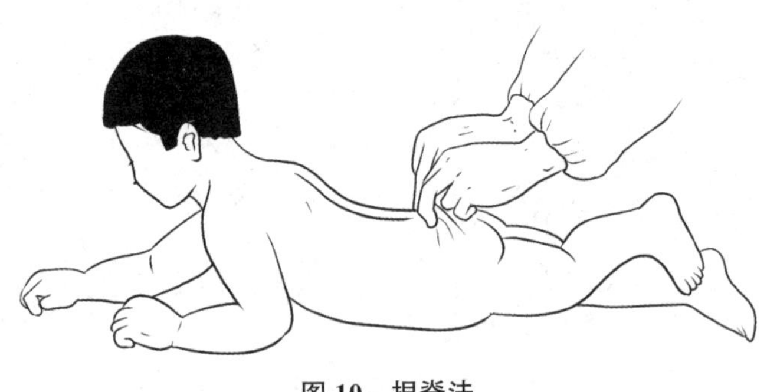

图 10　捏脊法

（6）揉法。“揉法”是用手指的螺纹面、大鱼际或手掌，作用于一定的部位或穴位，做环形揉动。

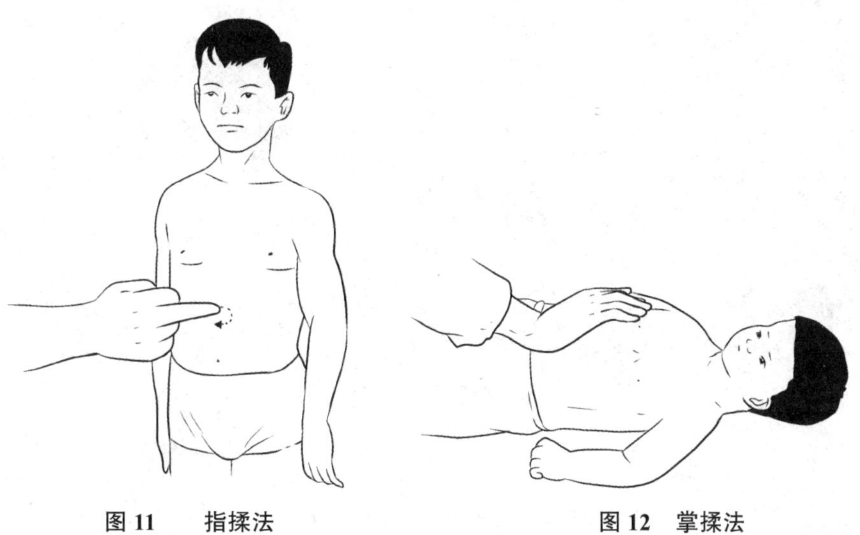

图 11　指揉法　　图 12　掌揉法

（7）掐法。“掐法”是用指甲着力重按穴位。

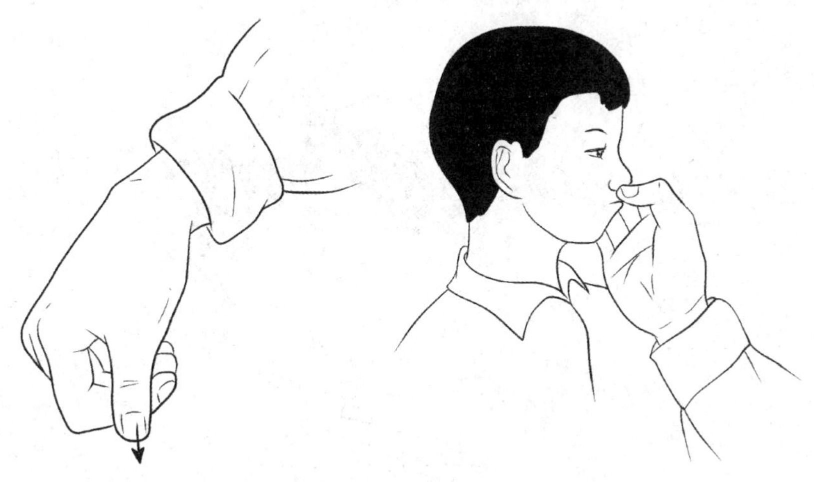

图 13　掐法

（8）擦法。“擦法”是用手掌、鱼际或食、中指二指螺纹面着力于一定的部位，做往返的直线擦动。

（9）搓法。“搓法”是用双手的掌面夹住或贴于一定部位，相对用力做快速搓转或搓摩，并同时做上下往返的移动。

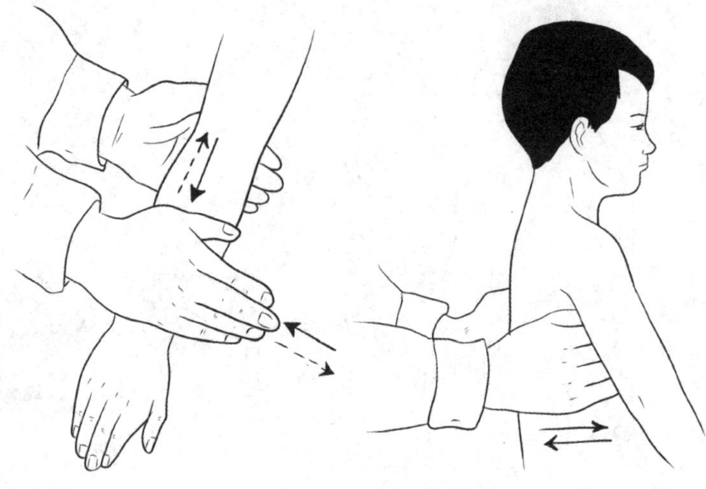

图14　擦法（左）与搓法（右）

（10）摇法。“摇法”是用一手持住肢体或关节的近端，另一手持住关节的远端，做一定幅度的摇动，如摇颈。

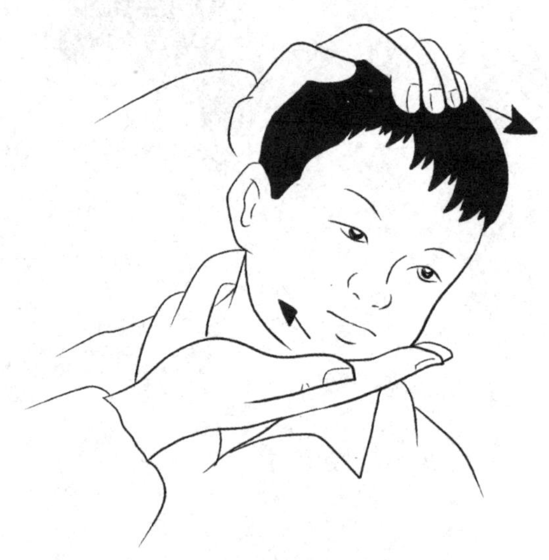

图15　摇法

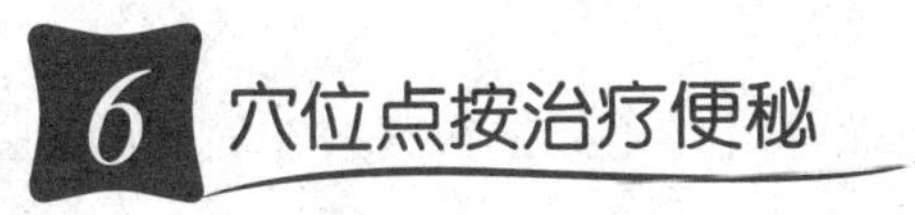

6 穴位点按治疗便秘

（1）按揉天枢穴

小儿仰卧于床上，将中指指腹放在同侧的天枢穴上，中指适当用力，顺时针按揉 1 分钟。

（2）按揉合谷穴

以一侧拇指指腹按住合谷穴，轻轻揉动，以有酸胀感为宜，每侧 1 分钟，共 2 分钟。合谷穴是全身四大保健穴之一，也是清热止痛的良穴，可以有效缓解因便秘造成的头晕、饮食不振、情绪烦躁、黄褐斑、痤疮和腹痛等。

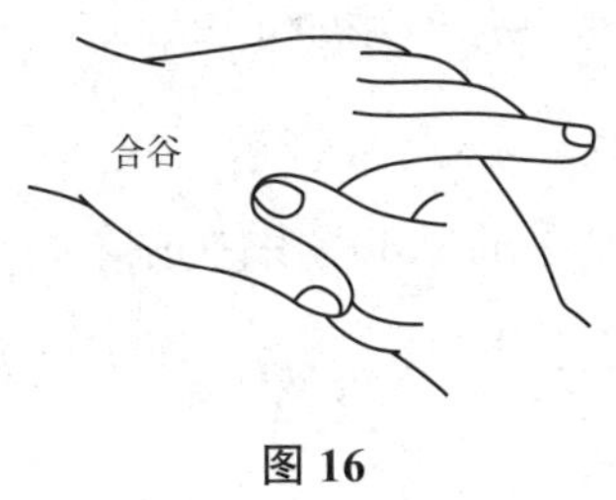

图 16

（3）按揉支沟穴

以一侧拇指指腹按住支沟穴，轻轻揉动，以酸胀感为宜，每侧 1 分钟，共 2 分钟。支沟穴是治疗便秘的特效穴。

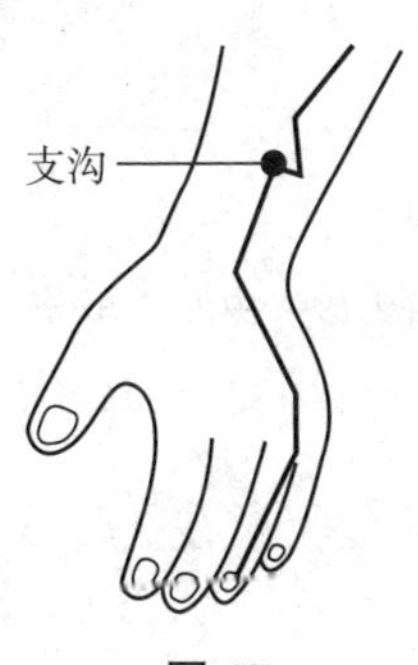

图 17

（4）按揉足三里穴

小儿坐于床上，两膝关节自然伸直，用拇指指腹按在同侧的足三里穴上，适当用力按揉 1 分钟，以感觉酸胀为度。

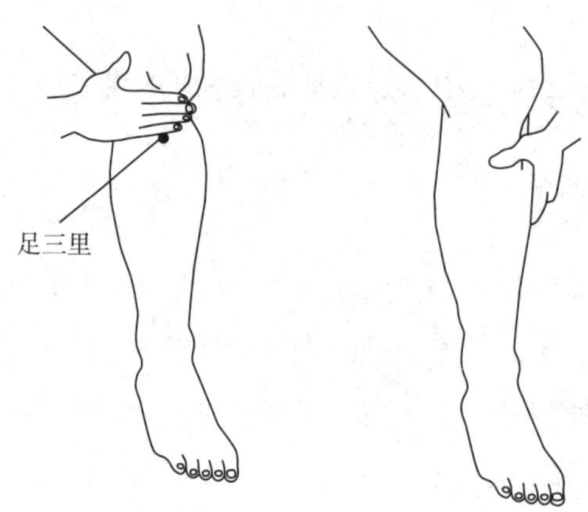

图 18　按揉足三里穴

（5）掌揉中脘穴

小儿仰卧于床上，左手的掌心紧贴于中脘穴上，将右手掌心重叠在左手背上，适当用力揉按 1 分钟。

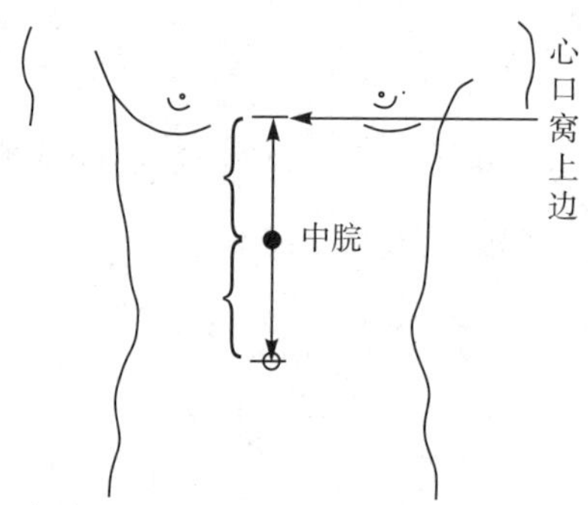

图 19　中脘穴取法

（6）按揉关元穴

仰卧于床上，将一手中指指腹放在关元穴上，适当用力按揉 1 分钟。

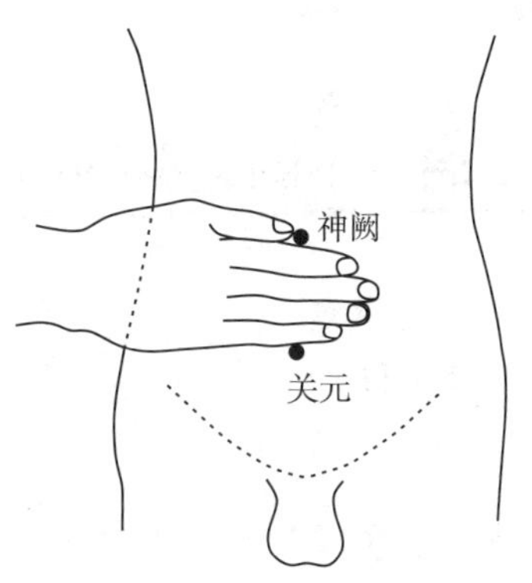

图 20　关元穴取法

（7）按揉三阴交穴

坐于床上，两膝关节自然伸直，用拇指指腹按于同侧的三阴交穴上，适当用力按揉 1 分钟，以感觉酸胀为度。

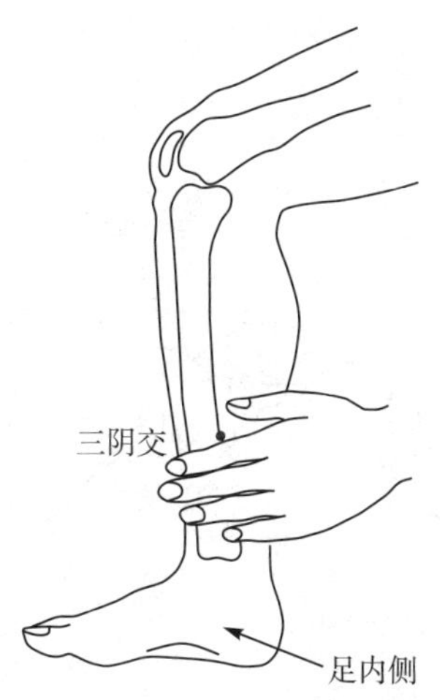

图 21　三阴交简单取法

以上的自我按摩法能调理肠胃功能，锻炼腹肌张力，增强体质，尤其适于慢性便秘的人。但必须坚持早晚各按摩一遍，手法应轻快、灵活，以腹部按摩为主。

7 推拿按摩治疗不同证型的小儿便秘

推拿治疗便秘分为实证和虚证。

（1）实证

主要因饮食而起。症见大便干结，便质干硬，形似颗粒，面赤身热，口臭，唇赤，小便黄，胸胁痞满，纳食减少，腹部胀，苔黄厚，指纹色紫。治疗应顺气行滞，清润通便。手法主要有：

1）清大肠：大肠穴位于食指桡侧缘。操作时由虎口推向指尖，100～300次，能治疗湿热、饮食、痰饮等停积肠道、气机受阻之便秘、腹中灼痛、黄疸等。

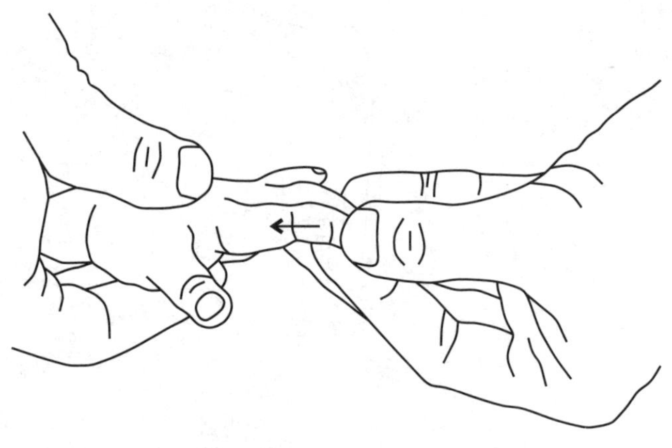

图22 清大肠

2）退六腑：六腑位于前臂尺侧缘，神门穴至抖肘成一直线。操作时，以中食指指腹自肘关节推至掌根，100～500次，能通腑泄热，滑肠泻下，用于阳明腑实之痞满燥实坚。

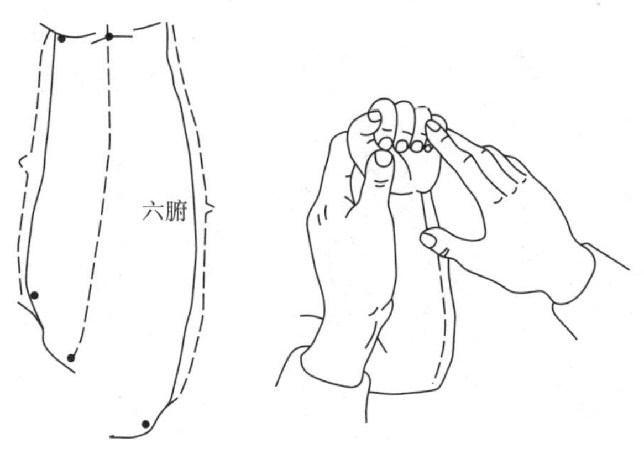

图 23　退六腑

3）补肾水：位于小指螺纹面。操作时，自小指根推至小指尖 100 次，有补肾固本，清热利尿之功效。

4）摩腹：用掌或四指轻贴腹部，缓缓顺时针移行，有调和脾胃，降逆消导，补脾健胃之功效，能直接顺应肠道走向，促进肠蠕动。

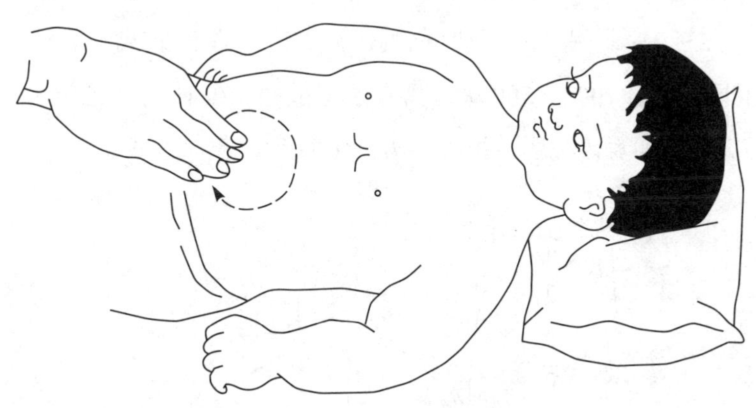

图 24　摩腹

5）下推七节骨：位于第四腰椎至尾骨端，成一直线。操作时，由上往下，擦至皮肤发红为度，具有升降脾胃，调理二便之功效。适用于一切热证、实证，如烦躁不眠、便秘等。

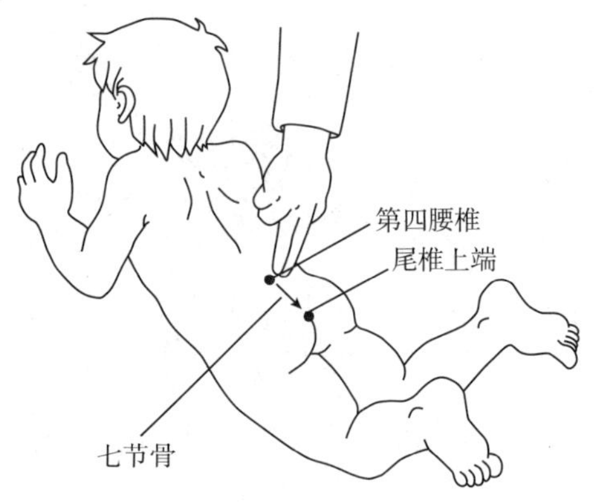

图 25　下推七节骨

（2）虚证

主要表现为面色㿠白无华，形疲乏力，大便努挣难下，便质不干，舌淡苔薄，指纹色淡。治疗应益气养血，开塞通便。手法有：

1）补脾：脾土位于拇指桡侧缘。操作时，由指尖推向指根 300 次，能调理脾胃，加强脾胃运化功能。

2）推三关：三关位于前臂桡侧，太渊穴至曲池穴成一直线。操作时，自下向上推 100 ～ 500 次，具有温里散寒，温补气血之功效。适用于各种虚证，如身体虚弱，神疲气怯，面色无华等。

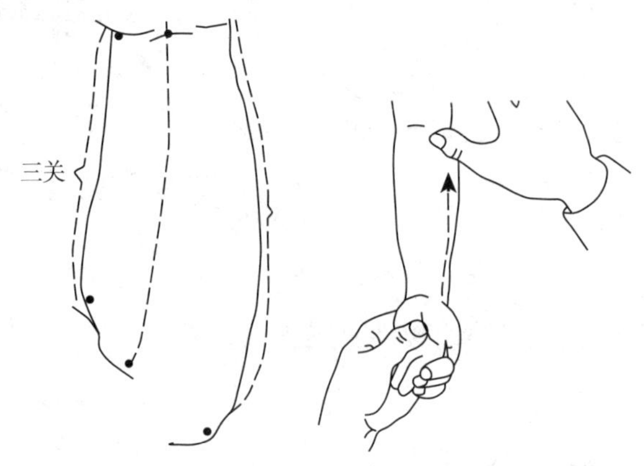

图 26　推三关

3）捏脊：第一胸椎至尾椎成一直线，由下往上30遍，可调阴阳、理气血、和脏腑、通经络。凡脾胃虚弱之证，均可用之。

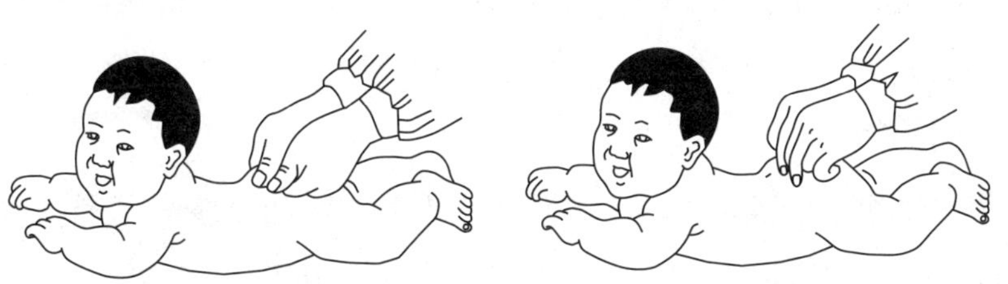

图27　拇指在前位捏脊法　　　　图28　拇指在后位捏脊法

4）其他：也可加用清大肠、揉肾俞之法，以滋阴润燥，理肠通便。

注意事项：便秘患儿应每天进行定时排便的训练，合理膳食结构，增加活动。应多食粗纤维食品和杂粮、蔬菜。

8 小儿推拿治疗便秘的几种特殊手法

推拿治疗方法除了可以采用教材常用的推拿治疗方法（如推板门、清大肠、调五脏、揉腹、按腹、摩腹、揉龟尾等）外，尚可以按照急则治其标的原则，采用动态感比较强的手法，直接在小儿腹部重点操作，从而加强小儿胃肠蠕动，达到治疗便秘的目的。

（1）按腹

双掌重叠，或单掌垂直于前正中线，从上至下按压腹部，操作5～10遍。

（2）振腹

于疼痛部位或重点穴位之上或小腹，以掌根或拇指指腹强直性收缩，静力性振动为振腹，操作约1分钟。振法为先有按法，再行振之。于积滞之处能消导，于小腹能温运与补益。

（3）荡腹

双掌重叠，横置于腹部，小鱼际着力。注意手掌斜向向下。操作时双掌同时先以掌根斜向45°将腹部推向对侧，再用手指从对侧将腹部推荡拨回。推过去与拨回交替进行，并从上至下缓缓移动。操作10遍左右。

（4）挪腹

双手握拳，两拳相对，分置于腹正中线两侧。以两拳垂直挤压腹部，并同时内旋。边挪边从上向下移动称挪腹法，操作5～10遍。

（5）挤碾腹

找准肥胖或积聚之处，以一手手掌置于一侧，另一手握拳以拳背置于另一侧，两手挟持于施术部位。操作时，手掌行顺时针，拳背行逆时针方向转动，使两手间的部位受到挤碾。每一部位操作至局部潮红为度。

（6）抄腹

患儿俯卧位，术者两手手掌从两侧抄入，两中指相对，约平脐平面。两手先轻轻托住腹部左右晃动，后节律性向上推顶，3或5轻1重，轻时腹不离手，重则将腹抛离两手，并迅速将两手抽离，任腹部自由落下。此为古法，操作10遍左右。

（7）拿腹

一手拇指在腹之一侧，另一手食指、中指、无名指、小指在腹之另一侧，双手同时向腹中部推进，至中部时，两手改为两拇指与其余四指相对，将腹壁与脂肪提拿起。为拿腹法，操作10遍左右。

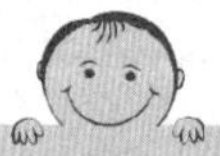

专家提醒

在改变小儿原有习惯（便秘）及建立新习惯（良好的排便规律）及治疗小儿功能性便秘的过程中，推拿是最为理想的方法，拥有相当的优势，同时无毒副作用，适合小儿使用。

9 刮痧疗法治疗小儿便秘

刮痧疗法是临床上常用的简易治疗方法，历史悠久，流传甚广。刮痧疗法具有解表驱邪，通经活血行气，清热解表等功效。根据现代医学分析，其主要原理是作用于神经和循环系统，使神经系统兴奋，血液及淋巴液回流加速，循环增强，新陈代谢旺盛，从而加强对疾病的抵抗力及治疗疾病。具体治疗方法如下：

（1）家庭中可选用的刮痧器具

瓷汤匙，取边缘光滑而无破损的汤匙、小瓷茶杯、有机玻璃纽扣、铜钱、硬币、不锈钢匙等。

（2）操作方法

首先让患儿俯伏在椅子或桌子上，用热毛巾擦洗病人准备刮治部位的皮肤，有条件的可用75%酒精消毒。施术者用右手持刮痧工具在清水或植物油中蘸湿，在治疗的部位刮抹，刮出一道长形紫黑色痧点。刮痧要顺一个方向刮，不要来回刮，力量要均匀适当，不要忽轻忽重，一般每处可以刮20次左右，皮下出现微紫红或紫黑色即可。病人自觉轻松以后，可让病人休息几分钟，再在已刮过的部位刮动十几下，刮完后，擦干水渍，让病人穿上衣服，休息一会儿。

（3）部位

取腋下肝脾区、脐腹部及骶部。

10 拔罐法治疗小儿便秘

中医认为，本病多因排便动力缺乏，或津液枯燥所致。体弱，气血双亏，津液不足，肾阳虚衰；或忧愁思虑，情志不畅，日久伤脾，脾运动功能低下；或多食辛辣厚味，胃肠积热；或饮食太少，水分缺乏，食物缺少纤维素；或过度肥胖导致的提肛衰弱，缺乏定时大便习惯。这些皆可影响大肠的传导功能而致糟粕在肠道内停留时间过长而生成便秘

（1）选穴

主穴：神阙、天枢、大肠俞、上巨虚、支沟。

配穴：热结大肠较重者加曲池、合谷；气机郁滞较重加中脘、阳陵泉、太冲；气血虚热较重加脾俞、胃俞、足三里、关元。

（2）方法

1）患者取俯卧位，充分暴露背部，在背部涂适量凡士林，再用梅花针从上至下叩刺（重点叩刺腰骶部两侧）。然后用走罐法来回推拉 2 ～ 3 次。

2）再取侧卧位，将火罐吸拔在神阙、天枢、大肠俞、上巨虚、支沟等穴位上，留罐 10 ～ 20 分钟。

3）虚寒型便秘，拔罐后加艾灸。

4）每日治疗 1 次，10 次为 1 个疗程。

11 沐浴疗法治疗便秘

（1）足浴

用热水洗脚在医学上叫足浴。足浴时，热水加上双手的揉搓按摩，可刺激足部经穴，通过经络疏通气血，促进脏腑气血运行，并温煦脏腑，调节脏腑功能。尤其可增强胃肠功能，促进其蠕动，有利于排便而防治便秘 。

（2）药浴

取适量的芒硝、大黄、甘遂、牵牛子，加水煎汤，去渣取汁，洗浴

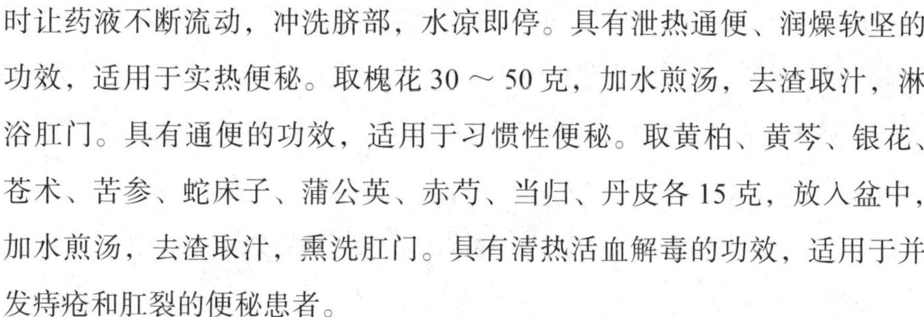

时让药液不断流动，冲洗脐部，水凉即停。具有泄热通便、润燥软坚的功效，适用于实热便秘。取槐花 30 ～ 50 克，加水煎汤，去渣取汁，淋浴肛门。具有通便的功效，适用于习惯性便秘。取黄柏、黄芩、银花、苍术、苦参、蛇床子、蒲公英、赤芍、当归、丹皮各 15 克，放入盆中，加水煎汤，去渣取汁，熏洗肛门。具有清热活血解毒的功效，适用于并发痔疮和肛裂的便秘患者。

12 小儿便秘的三个缓解方法

下面介绍几个最简单实用的通便方法：

（1）肥皂条通便法。把肥皂削成铅笔粗细、3 厘米多长的肥皂条，用水润湿后插入婴儿肛门，可刺激肠壁引起排便。

（2）咸萝卜条通便法。将萝卜削成铅笔粗细的条，用盐水浸泡后插入肛门，可以促进排便。

（3）将涂油的肛门表插入肛门，轻轻摆动亦可引起通便作用。

13 冬季发生便秘应如何处理

初冬之燥引发的便秘，常常具有“只认天气不认人”的特点，因而可以发生于任何年龄、性别的人。预防这种便秘，自然也要因天制宜。初冬的中午气温较高，早晚温度较低，因而要适时增减衣服。一般要穿少一点，以达到“冻”之目的。但随着冷空气的一次次南下，气温逐渐下降，有时一次强冷空气过后，日平均气温可下降 10 度以上，超过了人体的适应范围，这时，就必须增加衣被了。初冬，居室还要注意提高空气湿度，晴日的下午，可在室内洒些水，以保持室内的湿润，饮食调节对预防和减轻初冬之燥引发的便秘也非常重要。初冬要以清润为宜，有意识地多吃些芝麻、水果等甘润食物，正如《饮食正要》所言，宜食麻，以润其燥。平时，也要多饮些淡茶、豆浆、牛奶等饮料，多吃些萝卜、番茄、豆腐、银耳、梨、柿等润肺生津的食物。此外，我国古代就有“朝朝盐水，晚晚蜜汤”的说法，晨饮淡盐水，晚饮蜂蜜水，是一种防止和减轻便秘的好方法。

14 便秘孩子要补益生菌

益生菌有益肠道健康，缓解便秘通过“种、养”结合的方法，科学补充嗜乳酸杆菌等肠道有益菌可以为肠道减龄，恢复肠道动力，加速肠道蠕动，使食物残渣顺利下行并排出体外。种菌就是让活的益生菌在肠道内安家落户，养菌是为活性益生菌提供喜欢的食物。低聚果糖为其创造良好的营养环境，让它们快速繁殖。临床实践证明，持续摄入益生菌和低聚果糖后粪便中有益菌增加，而有毒物质和气体减少。所以，在孩子出现功能性便秘时，应注意给孩子补充益生菌，这样能够调节肠道菌群，促进食物残渣排出，缓解便秘。

15 轻松解决便秘的几种方法

当今，人们的生活节奏快、压力大，精神常处于紧张状态，这种生活状态也在影响着孩子，机体得不到充足的休息会导致食物滞留在体内，造成便秘。很多人认为，便秘不算大病，然而吃不香、睡不稳的痛苦只有自己知道。如果家里孩子有便秘，不妨试一试以下方法：

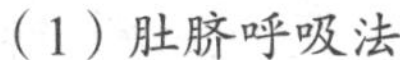

（1）肚脐呼吸法

此法的要领是吸气时收紧腹部，将气由腹部挤压进入胸部，呼气时鼓腹，将气由胸部挤压向腹部。依此法练习几分钟后，即可感觉腹部发热，肠鸣音增强。经常练习此呼吸法，可促进肠胃活动，从而达到排泄畅通的目的。这种方法需要孩子多练习才能掌握。

（2）大步健身法

畅快淋漓地运动对通便大有助益。此法完全不受健身条件的限制，只需要穿上一双平底鞋，每天大步疾走半个小时即能达到通便的效果。

（3）精油按摩法

此法的原理是借助精油按摩激活肠道神经，从而加快人体内堆积物的蠕动，达到通便的目的。在进行精油按摩时，取 3 滴精油，用 15 滴基础油兑开，涂在小腹、背部和腰部，然后轻柔地进行按摩即可。柠檬草油、茴香油或葡萄子油都是不错的选择。对于小婴儿可以更换成婴幼儿护肤品，不宜用此类精油。

（4）意想运气法

此法的关键在于集中注意力，排除杂念。舌抵上腭，吸气时做到深、收；呼气时慢慢由口轻轻吹出。在此过程中要集中注意力，意想气在体内的运行过程。此法的原理为通调机体的气机，以达到升清降浊的目的。

（5）补充 B 族维生素

胡萝卜中含有丰富的 B 族维生素，能促进消化液分泌，从而达到促进肠蠕动的目的。除了食用萝卜，直接服用多维元素片也可达到同样的效果。

（6）大量喝水

在固定时间一口气喝下定量的水。比如每天早晨空腹饮水 1000 毫升（两大杯）。不爱喝清水的人，可以用果汁或牛奶代替。

16 五招应对新生儿便秘

第一招，母乳喂养。

吃母乳的新生儿很少便秘，这是因为母乳相较牛乳更好消化，给宝宝的胃肠功能带来负担更少，所以尽量选择母乳喂养。

第二招，加喂温水。

人工喂养的新生儿一定要在两次喂奶之间加喂一次温水，因为牛乳的成分和母乳不同，比较容易引起大便干结。

第三招，让宝宝吃饱。

有些时候并不是宝宝不拉屎，而是没吃饱。增加喂奶次数和喂奶量试试看。

第四招，按摩辅助。

用手指或手掌顺时针方向轻轻围着肚脐打圈。一次 5 分钟，早晚各一次，能加快肠蠕动促进排便。

第五招，巧用肥皂。

将一块肥皂削成长条，一头稍微尖些，蘸上水，塞入宝宝的肛门，来回进出一两下，很快宝宝就想大便了。

需要注意的两个事项：

首先，你不能总依赖肥皂或总使用开塞露来解决宝宝的便秘问题，必要时就要上医院听听专业医生的建议。

其次，如果排便困难的同时，宝宝还出现哭闹、拒奶、呕吐腹泻等异常情况，就要立即去医院。宝宝可能并非普通便秘，而是患有某种疾病。

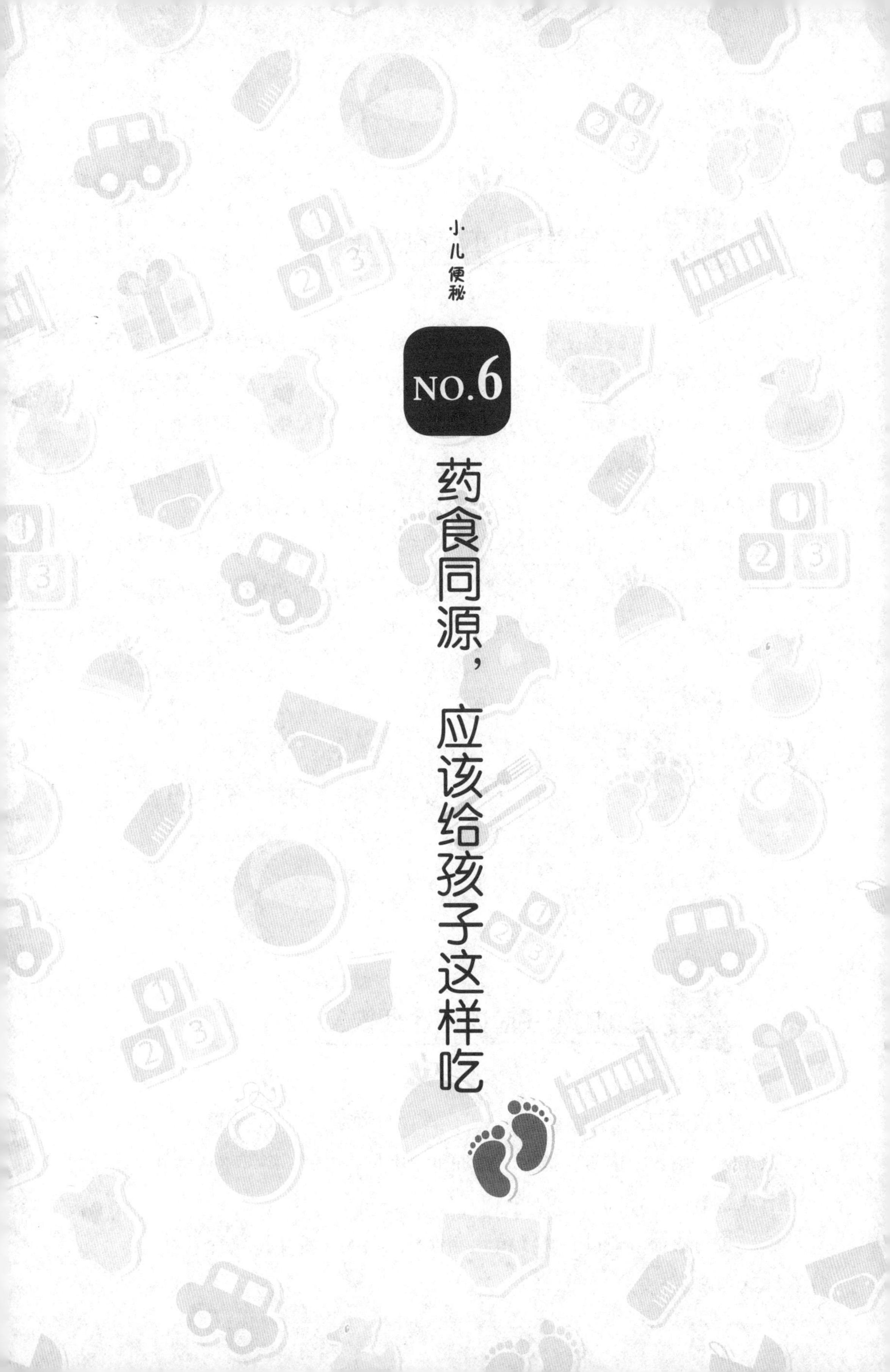

NO.6 药食同源，应该给孩子这样吃

1 人工喂养婴儿的饮食矫正

人工喂养儿较易便秘，但如合理加糖及辅食，可避免便秘。如果发生便秘，可将牛乳加糖增至8%，并可加喂果汁（如番茄汁、橘汁、菠萝汁、枣汁及其他煮水果汁），以刺激肠蠕动。较大婴儿，可加菜泥、菜末、水果、粥类等辅食。再大一些的婴儿可加较粗的谷类食物，如玉米粉、小米、麦片等制成粥。在1～2周岁，如已加了各种辅食，每日牛奶量500毫升即够，可多吃粗粮食品、红薯、胡萝卜及蔬菜。有条件者可加琼脂果冻。营养不良小儿便秘，要注意补充营养，逐渐增加入量，营养情况好转后，腹肌、肠肌增长，张力增加，排便自然逐渐通顺。

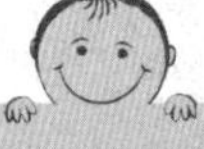

专家提醒

家长不能因为孩子偏瘦就给孩子添加过量的食物，这样会增加胃肠道负担，影响消化液的正常分泌和食物的消化吸收，加重孩子便秘和营养不良状况。

2 便秘的孩子应如何合理饮食

便秘患儿合理饮食应侧重于膳食纤维摄入。世界胃肠病组织（DEFG）临床指南明确指出，预防和治疗儿童便秘，高纤维饮食和足量饮水是第一位。

我国饮食习惯以谷类及植物性食物（蔬菜）为主，兼食豆类、鱼、肉及水果。但当今社会生活发生巨大变化，食物越来越精细，蔬菜及豆类摄入量减少。仍应提倡以谷类为主食，多食富含纤维的食物。谷类中含纤维较多者为高粱米、玉米；蔬菜类中含纤维较多者为菠菜、韭菜、胡萝卜、茄子、青椒及蘑菇；水果类中含纤维较多者为梨、桃、香蕉、柿子、杏及枣；豆类中含纤维较多者为红小豆、芸豆及黄豆等。

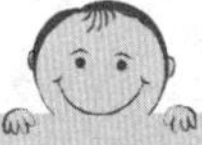

专家提醒

科学合理的饮食搭配对孩子便秘的缓解和正常的生长发育起到至关重要的作用。多数便秘患儿日常饮食中以蛋白质含量高的食物为主，而膳食纤维含量偏少，导致肠道菌群失衡，大便干燥，气味臭秽。因此，日常生活中要注意营养均衡，尤其是便秘患儿要适量增加膳食纤维摄入，促进大便排出。

3 食用含纤维食物多少有限制吗

如今粗纤维食品越来越流行，各种饼干、面包、麦片等都号称是粗纤维。家长常刻意给孩子购买这类食品，以补充粗纤维。据介绍，所谓粗纤维，就是膳食纤维，含膳食纤维的食物主要有粮食、蔬菜、水果、木薯、豆类等，吃些含粗纤维的食物可以帮助消化，加强肠胃功能，是有益处的，但是吃多了会因无法消化而造成腹胀。专家提醒，粗纤维食物的利便作用多适用于弛缓性便秘者，此类人多吃粗纤维食物可以刺激肠道，促进胃肠蠕动，增强排便能力，而其他原因所致的便秘，患者多吃粗纤维食物反而会导致事与愿违，加重便秘症状。

膳食纤维摄入过多也会有不良反应。首先，会影响蛋白质及其他营养物质的消化、吸收；增加肠道蠕动和产气量，引起腹部不适感；抑制胰酶活性，减少小肠内某些酶类（如分解三酰甘油、淀粉和蛋白的酶）。专家认为，儿童正在生长发育阶段，应首先考虑能量与营养素的迫切需要，除非特殊治疗的需要，否则不应对儿童额外给予膳食纤维摄入，应按膳食纤维每天每千克体重 0.5 克摄入量执行。

4 便秘患儿喝水应注意什么

便秘的人要多喝水，但有的人喝水不少却依然便秘，是什么原因呢?

多饮水，每日清晨空腹喝杯温开水，刺激胃肠蠕动，并能使大便软化，同时对排便有刺激作用。便秘是因为粪便在大肠内停留时间过长，其所含水分被大量吸收，使大便变得难以排出。要排便通畅，就要使肠腔内有充足的能使大便软化的水分。最好选择早晨空腹喝 300 毫升淡盐水，因为经过一晚上的消化吸收，代谢废物积存在体内，早晨排出有利于清理肠胃。

5 1岁以内宝宝便秘的食疗法

（1）炒蕹菜

原料：蕹菜 100 克，植物油、精盐各适量，味精少许。

制法：将蕹菜择洗干净，切成小段或碎末。炒锅置火上，放入少许植物油，烧至 7 成热，入切好的蕹菜，煸炒至熟，加入少许精盐、味精，即可装盘，食用。

功能：滑窍利腑，清热通便。

本膳用蕹菜，又名空心菜，含胰岛素成分、游离氨基酸及蛋白质、糖类、粗纤维、钙、铁、磷及多种维生素。尤其所含之膳食纤维，有利于通便。《饮食辨》说："空心菜，性滑利，能和中解热，大便不快及闭结者宜多食，叶妙于梗。"

（2）冰糖炖香蕉

原料：香蕉 1 ～ 2 个，冰糖适量。

制法：将香蕉洗净去皮，加入适量冰糖放在碗内，隔水炖熟，即可食用。

功能：清热润肠，生津通便。

本膳用香蕉，含淀粉、蛋白质、糖类、钙、磷、铁、维生素 A、B 族维生素、维生素 C、维生素 E 等，其性味甘寒，有清热解毒、润肠通便、润肺止咳、益气生津的功效。冰糖，有滋补肺肾的作用。

（3）蜜奶芝麻羹

原料：蜂蜜 15 ～ 30 克，牛奶 100 ～ 200 毫升，芝麻 10 ～ 20 克。

制法：将芝麻淘洗干净，晾干，炒熟，研成细末。牛奶煮沸后，冲入蜂蜜，搅拌均匀，再将芝麻末放入，调匀即成。

功能：补中润肠，和胃生津。

本膳用蜂蜜，味甘性平，能补中润肺，润肠解毒。芝麻，味甘性平，有补肝肾、益精血、润肠燥的作用。牛奶，益胃润燥，滋养补虚。此羹有和胃养血、润肠通便的功效。适用于婴儿久病体虚、肠燥便结等。

（4）菠菜鸭血汤

原料：菠菜 250 克，鸭血 200 克，精盐、味精各适量。

制法：将菠菜择洗干净，切成段，入开水中焯一下，捞出。鸭血，用开水煮一下，捞出，切成小片。锅置火上，放入适量清水、鸭血烧开，放入菠菜、精盐、味精，烧沸后，即可盛入汤盆，食用。

功能：养血滋阴，润肠通便。

本膳用菠菜，含有维生素 C、碳水化合物、维生素 A、钙、锌、磷、叶绿素、胡萝卜素等，有滋阴止渴、养血止血、润肠通便的功效。鸭血，能补血。此汤具有通便、补血、养胃、健脾的作用。

（5）蔗汁蜂蜜粥

原料：甘蔗汁100毫升，蜂蜜50毫升，大米50克。

制法：将大米煮粥，待熟调入蜂蜜、甘蔗汁，再煮一二沸即成，每日1剂，连续3～5天。

功能：可清热生津，润肠通便。适用于热病后津液不足、肺燥咳嗽、大便干结等。

（6）芝麻杏仁糊

原料：芝麻、大米各90克，甜杏仁60克，当归10克，白糖适量。

制法：将前三味浸水后磨成糊状备用，当归水煎取汁，调入药糊、白糖，煮熟服食，每日1剂，连续5天。

功能：可养血润燥。适用于血虚便秘。

（7）红薯木耳粥

原料：红薯1个，海参20克，黑木耳30克，白糖适量。

制法：①将海参、黑木耳分别用温开水泡软，洗净；红薯去皮切成小块备用。②将海参、黑木耳、红薯一起放入锅内煮熟，放入白糖即可。

功能：红薯经过蒸煮后，部分淀粉发生变化，与生食相比可增加40%左右的食物纤维，能有效刺激肠道的蠕动，促进排便。我们在切红薯的时候看到红薯皮下渗出的一种白色液体，其中含有一种特殊物质，可用于治疗习惯性便秘。

温馨提示：此粥应趁热服用，凉食容易引起胃部泛酸。常吃可起到健脾益胃、通大便的作用。

（8）胡萝卜瘦肉泥粥

原料：熬好的白粥一小锅，玉米半个，胡萝卜一小段，瘦肉一两。

制法：①把玉米和胡萝卜分别刨成茸（玉米心不要），把瘦肉剁成肉泥。②把白粥煮开，先放入玉米茸一起煮3分钟，再加入瘦肉泥和胡萝卜泥一起煮熟，就可以了。

适用人群：适合 9 ～ 12 个月的宝宝。

健康提示：玉米纤维含量高，营养丰富，可防治宝宝便秘。胡萝卜能提供丰富的维生素 A，可防止呼吸道感染，促进宝宝的视力发育正常。猪肉结缔组织较少，纤维较为细软，适合小宝宝吃。

（9）香蕉奶味粥

原料：配方奶粉 4 勺，大米烂粥 1 碗，香蕉 1 根，葡萄干 10 克。

制法：葡萄干切碎，将配方奶粉倒入煮好的大米烂粥里搅匀，香蕉捣成泥加入奶粥里，撒上葡萄干碎末即可。

适用人群：7 个月以上的宝宝。

健康提示：香蕉中含有大量的钾和维生素 C，有助肠胃蠕动，还能提高宝宝的免疫力。奶粉富有营养，其香味亦有助于宝宝适应吃辅食。

（10）牛奶土豆泥

原料：土豆半斤，奶粉 1 调羹，精制油、鲜汤、盐适量。

制法：①土豆水煮，酥熟后去皮，用刀压制成泥，加入盐和奶粉搅拌均匀。②炒锅上火，放入精制油适量，放入土豆泥和适量鲜汤，炒至不粘锅加盐调味即可。

特点：口感柔软，奶香诱人。

适用人群：适合 8 个月以上宝宝。

营养价值：土豆富含蛋白质、钙和热量，富含植物纤维素，能通便润肠。

（11）鸡蛋玉米糊粥

原料：鲜奶 100 毫升，鸡蛋 1 只，玉米糊适量，蜂蜜少许。

制法：①鲜牛奶 100 毫升左右倒入小锅里，加入玉米糊适量，搅匀。稀稠自由掌握。②开小火煮沸，加入鲜鸡蛋一只，迅速搅拌均匀，不能有鸡蛋白块状。③加入适量蜂蜜，有甜味即可。

适用人群：适合 10 ～ 12 个月婴儿。

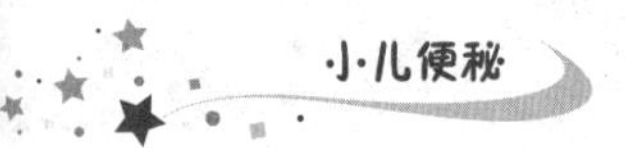

（12）蛋黄玉米粥

原料：米少许，煮熟的鸡蛋黄一个，玉米少许，盐和香油。

制法：①将玉米放入搅拌机加水搅烂，用纱布过滤倒入锅中，放入洗净的米熬粥。②待粥熬好后，放入碾碎的鸡蛋黄，加盐和少许香油调匀。

适用人群：适合 10 ～ 12 个月婴儿。

（13）鸡蓉玉米面粥

原料：鸡胸肉 30 克，玉米粒 20 克，干面条 60 克。

制法：①将鸡胸肉与玉米粒剁碎。②面条置于滚水中煮 5 分钟。③加入鸡胸肉与玉米碎粒，共同煮至面条熟烂即成。

适用人群：适合 10 ～ 12 个月婴儿。

（14）苹果米粉

原料：苹果 1 个，米粉 2 大勺。

制法：①将新鲜苹果洗净。②把苹果切开，放到蒸锅里蒸熟。将蒸熟的苹果去核，放进搅拌机里捣成泥。③加少量白开水与米糊一起搅拌均匀即可。

（15）生菜粥

原料：大米 200 克，生菜 100 克，葱末 10 克，油小半勺，清水适量

制法：①淘洗大米，提前泡半小时，这样煮出的粥更加香甜可口。②加足清水煮到沸，加少量油，转中火再煮 10 分钟。③半小时后，煮到米醇粥香时，加入切好的生菜，略煮 2 分钟，美味的生菜粥就做好了。

（16）胡萝卜山药粥

原料：排骨适量，山药 30 克，胡萝卜 30 克，稀饭一小碗，姜适量。

制法：①排骨过水，去味去血水，烧好热水入生姜备用，放入已过水的排骨，加入食盐，大火烧开后，转文火慢炖 30 分钟左右。②加入山药、胡萝卜。③炖煮 15 分钟，取山药、胡萝卜捣烂，加入稀饭，视情况加入些排骨汤。

6 几种缓解便秘的粥

（1）黄芪芝麻糊

黄芪5克，黑芝麻、蜂蜜各60克。黑芝麻炒香研末备用。黄芪水煎取汁，调芝麻、蜂蜜饮服。每日1剂，连续3～5天。可益气养血，润肠通便。适用于气虚便秘、排便无力、便后疲乏、汗出气短等。

（2）柏仁芝麻粥

柏子仁10克，芝麻15克，大米50克。芝麻炒香研末备用。先将柏子仁水煎取 汁，加大米煮为稀粥，待熟时调入芝麻，再煮一二沸即可，每日1剂，连续3～5天。可清热润肠，润肺止咳。适用于大便燥结，肺燥咳嗽等。

（3）首乌百合粥

首乌、百合各15克，枸杞10克，大枣5枚，大米50克，白糖适量，红花3克。将首乌水煎取汁，同大米、百合、枸杞、大枣等同煮为粥，待熟时调入白糖、红花，再煮一二沸即可，每日1剂，7天为1疗程，连续2～3个疗程。可益气养阴。适用于心悸、口干少津、津亏肠燥便秘等。

（4）香蕉粥

香蕉2个，大米50克，白糖适量。将香蕉去皮，捣泥备用。取大米淘净，放入锅中，加清水适量煮粥，待熟时调入香蕉、白糖，再煮一二沸即可，每日1剂，连续3～5天。可清热润肠，润肺止咳。适用于大便燥结，肺虚、肺燥咳嗽等。

（5）银菊粥

金银花、杭菊花各10克，大米50克，白砂糖适量。将金银花、杭菊花择净，水煎取汁，纳入淘净的大米煮粥，待熟时调入砂糖，再煮一二沸即可，每日 1 剂，连续 5 天。可养血润燥。适用于热结便秘。

（6）菠菜稀粥

菠菜 10 克，粳米 50 ～ 100 克，将菠菜置沸水中烫至半熟，捞出切成小段，粳米置锅内加水煮成稀粥，后加入菠菜再煮，入香油、盐调味即可。

营养小秘密：菠菜长于清理人体肠胃的热毒，中医认为菠菜性甘凉，能养血、止血、敛阴、润燥，因而可防治便秘。

（7）红薯粥

将红薯洗净切块，与大米一起置锅内，加适量水煮成稠状烂粥，加入白糖，即可食用。

营养小秘密：红薯中的纤维物质在肠内能吸收大量的水分，增加粪便的体积，解除便秘的效果不亚于药物。

（8）果仁橘皮粥

将橘皮切丝，杏仁、松仁、芝麻捣碎，与橘皮共煮，去渣取汁，再入粳米，煮粥调糖，将少量炒熟的果仁末撒在粥上调味即可。

营养小秘密：果仁、橘皮可清肺化痰，润肠通便，适用于肺燥肠闭、胸腹胀满而大便秘结的宝宝。

（9）银耳橙汁

银耳 10 ～ 15 克，鲜橙汁 20 毫升，将银耳洗净泡软，放碗内置锅中隔水蒸煮，加入橙汁调和，连渣带汁一起服用。

营养小秘密：银耳能清肺中热、养肺阴，适用于肺热胃炎以及大便秘结等，而鲜橙汁有促进消化的功能。

（10）菠菜芝麻粥

能润燥通便，养血止血。先将 100 克粳米洗净放入锅中，煮至米开花时放入 200 克菠菜，再煮沸后放入 50 克芝麻，以及盐、味精，空腹时服用。

（11）鲜土豆汁

300克鲜土豆去皮切碎，用干净的纱布包好挤汁，饭前服用1～2汤匙，每日2～3次，适用于习惯性便秘。

（12）五仁粳米粥

将芝麻、松子仁、柏子仁、胡桃仁、甜杏仁等五仁各10克碾碎，与粳米100克，加水煮粥。服用时加少许白糖，每日早晚服用。

（13）白薯粥

白薯300克，小米100克，煮粥，熟后加入白糖，每日早晚服用。

（14）蔗汁粥

榨取100毫升甘蔗汁备用。粳米50克加水400毫升，煮至米开花后，对入甘蔗汁，煮粥。每日早、晚温热服食。

（15）菠菜猪血汤

取菠菜200克，猪血150克，盐少许。将菠菜、猪血同煮，熟后加盐，然后饮汤。

（16）木耳海参炖猪肠

取木耳15克，海参30克，猪大肠150克，盐、酱油及味精少许。将猪大肠翻开洗净，加水同木耳、海参炖熟，放调料，吃木耳、海参、大肠，饮汤。

7 可缓解便秘的幼儿饮品

苹果汁、胡萝卜汁是少数几种能混合的果蔬汁之一，苹果胡萝卜汁不但美味，而且是最好的排毒剂和身体补充剂。哈尔滨医科大学附属第四医院营养学专家郭向东称，苹果胡萝卜汁可治疗孩子便秘。胡萝卜富含β胡萝卜素、叶酸、维生素C，苹果则富含B族维生素，而二者又都含有丰富的食物纤维。苹果中的不溶性纤维可以进入肠道，和水一起清洁消化道，促进食物消化。B族维生素能促进消化液分泌，维持和促进肠蠕动，两种水果中大量的食物纤维则可以提高机体新陈代谢的能力，改善胃肠功能，便秘情况由此得到缓解和改善。只需选择2个胡萝卜、1个大的苹果，洗净，先将胡萝卜榨汁，然后再将苹果榨汁，混合、搅拌，并立即饮用。便秘明显时，一天饮果汁2次，每次20毫升，不加水。便秘好转后可适当加水，但不能加热水，否则容易破坏果汁中的维生素成分。

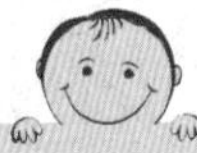

专家提醒

孩子便秘不可忽视，应首先培养每天定时排便的良好习惯，最好是晨起。还应该保证饮食的多样化，注意补充水分，多进食含食物纤维的食品。

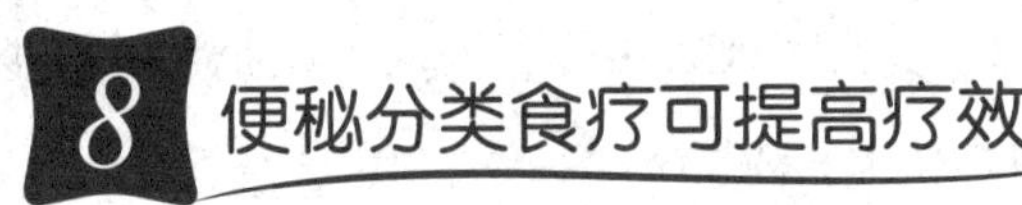

8 便秘分类食疗可提高疗效

生活中，便秘是一种以大便秘结、排便困难为主的常见病证，针对引起便秘的原因分类进行食疗，才会收到预期的治疗效果。

（1）热秘

热秘指因体内有热而引起的便秘，特点是大便干燥，坚硬如羊粪，排便困难，可伴有腹胀痛、口臭、手足心热等症。治宜清热润肠。

菜汁汤：鲜菠菜或白菜适量，煮汤饮用。

萝卜汁：红心萝卜捣成泥状取汁（或榨汁机取汁），白糖适量，共煮2～3分钟，温服。

松子仁粥：大米100克煮粥，熟前放入松子仁30克，煮至粥成，加糖食用。

每日早晚空腹食苹果半个或1个。

番泻叶鸡蛋汤：番泻叶5～10克，鸡蛋1个，菠菜少许，食盐、味精适量。将鸡蛋磕入碗中搅散备用。番泻叶水煎，去渣取汁，加入鸡蛋、菠菜、食盐，煮沸加味精即成。

黄豆皮100克，水煎服，日3次。

蜂蜜30～60克，芝麻油10克，开水冲服，早晚各1次，可有效防治小儿便秘。

香蕉一两个去皮，加冰糖适量，隔水炖服，每日2次，连服数日有效。

（2）气秘

气秘指机体因气机不畅所引起的便秘。医学上又分气虚和气滞两种。所谓气虚便秘，指乏力，汗出气短，且伴有神疲肢倦。所谓气滞便秘，除大便秘结，欲便不得外，还伴有胸腹痞满，甚至便痛等症状。

气虚秘患者可用甜杏仁60克，黑芝麻500克，白糖250克，蜂蜜250克，倒入大瓷盆内，拌匀，瓷盆加盖，隔水蒸2小时，取出后冷藏备用。每次1勺，每日2次，开水送服。

气滞便秘患者可取花生米50克，加水适量炖熟食用，每日1次，连服数天，或用槟榔片15片，煎水去渣取汁，与粳米100克煮粥，熟后调入蜂蜜20克，每日2次。

虚证便秘的特点是大便时秘，排便困难；或大便先干后稀，并伴有形体消瘦、倦怠乏力、食欲不振等症。

（3）阳秘

阳秘指因体内阳气虚弱引起的便秘，应当与气虚便秘相鉴别，阳秘伴有恶寒症状，如四肢不温，腹中冷痛等。

用红薯500克削皮切块后，加入清水适量煮，待变软后，加入红糖50克，生姜5片，再煮片刻即可食用。

用羊肾1对，炖汤，半熟后加入肉苁蓉30克续炖，直至熟后加适量葱、姜、盐等调味服食。

（4）血秘

血秘多指因血虚而引起的便秘，可用黑芝麻、桑椹子、胡桃仁各100克，捣烂后用蜂蜜150克适量调匀，每次服二三汤勺，空腹时开水送服，每天3次，连服数天见效。

韭菜汁：韭菜叶捣烂取汁1小杯，温开水送服，早晚各1次。

新鲜土豆去皮切碎，加开水捣烂，用纱布包，绞汁，每日晨起空腹服1～2匙，酌加蜂蜜同饮，连用半月左右。

萝卜子10～20克，炒黄研细粉，加糖，开水冲服，每日分1～2次服。

黑芝麻15克，捣碎，水煎，空腹食；或黑芝麻10～20克，炒香，打碎，与鸡蛋同煎或夹入馒头、面包内，日1～2次。

杏仁羹：杏仁10～20克，山药50克，胡桃肉20克，蜂蜜适量。将前三味洗净、去皮、打碎、和匀，加蜂蜜，加水适量煮沸，频服，可防治小儿便秘。

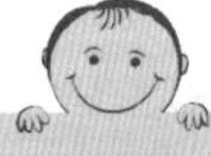

专家提醒

药食同源，食材即药材，其亦有偏性，家长一定要仔细辨清自家孩子体质，准备相应食材，才能收到满意的效果。

9 便秘者的保健食谱

对于器质性便秘者，宜早期诊断明确，然后针对原有疾病进行治疗。

对于功能性习惯性便秘之人，宜多食常食含粗纤维丰富的蔬菜和水果，以及富含B族维生素的食物，以刺激肠壁，使肠道蠕动加快增强，有利于排便畅通。多吃常吃油润滋阴食品和饮料，可起到润肠通便的作用。忌食辛辣温燥的刺激性食物，忌食爆炒煎炸、伤阴助火及收敛酸涩之品。

（1）芋头海带饭

芋头，便秘之人宜食之，它含丰富的淀粉，同时也含维生素B_1、维生素B_2、维生素C等，是一种碱性食物，民间多有食用芋头以防治便秘的经验。

原料：白米480克，芋头300克，海带50克，胡萝卜15克，四季豆30克，水600毫升。

调料：酱油6克，酒少许。

制作过程：将白米洗净，放置于筛网中沥干，静置30～60分钟，备用。将芋头去皮，切成滚刀块、修边，泡入水中，捞起沥干，放入滚水中烫2～3分钟，捞起备用。胡萝卜洗净，切成1.5厘米的长四方条状，四季豆切1厘米长的段，烫后捞起，泡入冷水中冷却备用，海带切丝。酱油、酒混合调匀备用。

将以上材料倒入电饭锅中混合，并加入水、干海带芽略拌，按下煮饭键，煮至电饭锅开关跳起后再略微搅动，使米饭及材料吸水均匀，最后焖10～15分钟。

（2）花生黑芝麻煮鹌鹑蛋

芝麻能润肠通便，适宜肠燥便秘之人服用。

原料：花生仁80克，黑芝麻30克，鹌鹑蛋100克，枸杞10克，生姜10克。

调料：盐2克，红糖适量。

制作过程：花生洗净用温水浸透，鹌鹑蛋煮熟去壳，枸杞洗净，生姜去皮切成末。锅内注入适清水，加入鹌鹑蛋、花生仁、枸杞、姜末，用中火烧开。加入黑芝麻，调入盐、红糖，用小火煮至透，盛入汤碗内即可食用。

（3）蜜汁仙桃

蜂蜜能润燥清肠，适宜肠燥便秘者食用。

原料：鲜桃 100 克。

调料：蜜糖 30 克，盐 2 克，湿面粉 20 克，清水适量。

制作过程：仙桃去皮、去核、切块洗净。锅烧热，加入清水、盐、蜜糖、仙桃，煮至熟透。用湿面粉勾芡，盛入碟内即成。

10 习惯性便秘的饮食调理

习惯性便秘的特点是长期便秘已形成习惯，与精神因素有关。排便时间要固定，饮食上多吃含纤维素的蔬菜。其他，如内痔便秘、神经性便秘等，应针对病因加以治疗。防治各种类型便秘的饮食准则：

第一，多吃含纤维素多的食物，如土豆、红薯、南瓜、山药等。

第二，清晨 5 ～ 7 点是大肠经值班的时候，此时喝一杯水可促进大便通畅。

第三，多吃蜂蜜及五仁（杏仁、麻子仁、芝麻仁、核桃仁、松子仁）。

第四，多吃三色萝卜，红萝卜、白萝卜、胡萝卜，可有助于排便。

11 妈妈要当心五个添加辅食的误区

“辅食 4 个月就可以添加”“蛋黄是开始辅食添加的首选”……相信这些说法妈妈都听说过不少。虽然常说要向有育儿经验的妈妈们取经如何带孩子，但是随着医学的发展，有些说法已经过时了，有些做法还可能导致宝宝便秘。

（1）4个月就可以添加辅食

4个月就可以添加辅食了，这应该是妈妈听到最多的一种说法了，不过这种说法其实并不准确，应该因人而异。世界卫生组织建议，6个月以内纯母乳喂养的婴儿开始添加辅食的时间是6个月。当然，除月龄外，宝宝体重达到出生时的2倍，24小时奶量达到800～1000毫升，也可以作为添加辅食的参考。对于配方奶粉喂养或者混合喂养的宝宝，4个月添加辅食比较合适。

（2）蛋黄作为最初的辅食

这种说法其实也不恰当，一方面蛋黄中的铁很难吸收，另一方面蛋黄是最容易导致宝宝过敏的食材之一。因此，蛋黄不应作为最初的辅食。宝宝吃的第一口辅食应该是婴儿米粉（加铁），其铁含量高，又不容易引起过敏。另外，果汁、菜汁等也不能作为正规的最初辅食添加。

（3）吃米粥就不用吃米粉了

在许多家长的观念中，婴儿米粉等于米粥，而且米粥更好，因为是自己熬制的更放心。虽然家庭自制米粥是不错的辅食，但不能代替婴儿米粉，尤其是添加辅食的早期，应选用婴儿米粉不用米粥，后期应以婴儿米粉为主，仅辅以少量米粥。

这是因为婴儿米粉是一种营养丰富的配方食品，在大米的基础上，还根据婴儿需要添加了铁、锌、钙、维生素A、维生素D、维生素C及B族维生素等多种营养素，营养价值更高，与自家熬制的米粥完全不是一回事。

（4）辅食必须是软、烂、糊、汁状

这种说法同样是以偏概全了。早期添加辅食时，应该也必须是汁状或糊状，以适应宝宝的胃肠道。但随着月龄的增长，应该逐步过渡到较软的固体（如煮蔬菜）、硬固体食物（如水果、饼干等），这样有助于锻炼宝宝咀嚼能力、胃肠消化能力等。倘若一味坚持软、烂、糊、汁状的辅食会使宝宝咀嚼、消化能力发育落后，迟迟不能接受固体食物，影响营养素摄取。别让宝宝到了一两岁还只能吃米粥、果泥，而不能吃米饭、苹果块等纯固体食物。

（5）辅食应该多添加果汁

其实宝宝根本不需要那么多水果，而且他们的胃容量十分有限，吃较多的水果势必会影响吃其他食物。满一周岁时，每天蔬菜、水果各25～50克即可，不到周岁宜更少些。50克水果大约等于一根香蕉的1/3。而且给宝宝喂食味道偏甜的果汁，容易对他们的口味造成影响，让他们难以接受其他味道的辅食，特别是蔬菜，长大了还可能会挑食偏食。对于西瓜汁、葡萄汁这样偏甜的果汁要晚些喂食，先让宝宝适应淡的蔬果味道，再慢慢加味，防止宝宝对其他味道的抗拒。

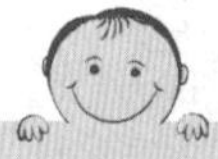

专家提醒

合理添加辅食对宝宝日后良好饮食习惯的形成起着至关重要的作用，是宝宝正常脾胃功能建立和完善的关键步骤。因此，家长一定要注意给宝宝正确添加辅食，有效预防脾胃疾病包括便秘的发生。

12 巧喝橙汁治疗小儿便秘

母乳喂养的新生儿，出生2周后应加喂新榨的橙汁，每天2～3次，既补充了水分，又可防止便秘。牛奶喂养的新生儿，每次喂奶后应补喂白开水，2周后增喂橙汁，对防止便秘有重要作用。对顽固性便秘的婴儿，可试服微生态制剂，以改善肠道菌群，帮助消化，如还不见效，可试服乳果糖溶液。有的家长用开塞露塞肛通大便，偶尔用之亦有效，但不宜常用。如以上措施对便秘还不见效，应到医院请小儿外科医生诊察有无肛门狭窄。

13 长期饭后吃水果会导致便秘吗

许多人认为，饭后吃点水果是现代生活的最佳搭配保健方法，其实饭后马上吃水果会影响消化功能，特别是老年人及小儿，长期饭后吃水果易致便秘。食物进入胃以后，必须经过 1 ～ 2 个小时的消化过程，才能缓慢排出，如果在饭后立即吃进水果，就会被先期到达的食物阻滞在胃内，致使水果不能正常地在胃内消化，因此在胃内停留时间过长，从而引起腹胀、便秘等症状。老年人、儿童肠胃功能较弱，更易导致便秘的发生。另外，长期坚持这种生活习惯，还会导致消化功能紊乱。因此，即使要吃水果，也应在饭后 1 ～ 2 小时吃。饭后吃水果不如饭前吃水果。我们的胃在饭前都已基本排空，吃了水果后，其中的糖类可在体内迅速转化为葡萄糖，更容易被机体吸收。随着血液中糖含量的升高，大脑对胃中空虚的感觉就会慢慢降低，再加上水果中的膳食纤维能给胃一种饱腹感，从而抑制了旺盛的食欲，到了正常用餐时自然就不会吃得过多，这种方法对控制饮食再合适不过了。此外，饭前吃水果还非常有利于人体对各种维生素和矿物质的吸收。

14 吃水果防便秘有哪些误区

对于便秘，最普遍的说法是多吃蔬菜、水果，有则缓解，无则预防。其实并非那么简单，其中有些你不知道的误区，不得不防。

便秘者不宜吃生冷和酸性水果。并不是所有的水果都能防治便秘。水果性味分为寒凉、温热、甘平等。寒凉类水果有柑橘、菱、荸荠、香蕉、雪梨、柿子、西瓜等，体质虚寒的人慎食。温热类水果有枣、栗、桃、杏、荔枝、葡萄、樱桃、石榴、菠萝等，体质燥热的人食用要适量。对于脾肾阳虚，阳气不足者，出现乏力气短、手足不温、便秘等，若多吃生冷寒凉的水果，反而雪上加霜，越吃越便秘。应食用大蒜、狗肉、羊肉等性温通阳之物，才有助于通便。

此外，并非所有便秘者都应多吃水果。酸性水果，如杨梅、李子等，含有单宁酸，与海味同食会与蛋白质凝固，沉淀于肠道内，引起呕吐、腹痛腹泻和消化不良，而且水果中的酸味会刺激胃黏膜，溃疡病患者也不宜吃。便秘的人应少吃酸性水果，以免加重便秘。

15 细说香蕉治便秘

在日常生活中，人们几乎都会用香蕉来通便。事实上，有的人吃香蕉不但不能解决便秘，反而会导致大便秘结。从某种程度上来说，苹果比香蕉更利于治疗便秘。

大家都知道，香蕉未成熟时，外皮呈青绿色，剥去外皮，涩不能下咽。熟透了的香蕉，涩味一扫而净，软糯香甜，深受孩子和老年人的喜爱。但是，香蕉属于热带、亚热带水果，为了便于保存和运输，采摘香蕉的时候，不能等它熟了，而是在香蕉皮青绿的时候就得摘下入库。我们吃到的香蕉，很多都是经过催熟的。不是自然成熟的香蕉中含有一定量的鞣酸，即使后来被催熟了，涩味已消失，但鞣酸的成分仍然存在。鞣酸具有非常强的收敛作用，若一次吃较多未成熟的香蕉，非但不能通便，反而会导致便秘，尤其是对于胃肠道功能较弱的孩子影响更大。

能够起到润肠通便作用的食物有很多，如苹果、红薯、玉米等。苹果在通便问题上能起到双向调节的作用。当大便秘结时，多吃苹果能够起到润肠通便的作用。苹果中的果胶能够吸收相当于自己本身容积 2.5 倍的水分，使粪便变软易于排出，能够解除便秘之忧。

16 吃红薯能改善便秘吗

红薯，又称甘薯、番薯、山芋等。红薯中含有多种人体需要的营养物质。每 500 克红薯约可产热能 635 千卡，含蛋白质 11.5 克、糖 14.5 克、脂肪 1 克、磷 100 毫克、钙 90 毫克、胡萝卜素 0.5 毫克等，另含有维生素 B_1、维生素 B_2、维生素 C 与尼克酸、亚油酸等。其中维生素 B_1、维生素 B_2 的含量分别比大米高 6 倍和 3 倍。特别是红薯含有丰富的赖氨酸，而大米、面粉恰恰缺乏赖氨酸。红薯不但营养丰富，同时含有很多食用纤维，这些食用纤维是人体排除废料、消除毒素的利器，因为纤维素可以保留水分，促使粪便增大体积，蠕动肠壁，利于排便。因此，宝宝便秘时可以尝试吃一下红薯，特别是烤红薯中间比较软的部分，对缓解大便干结有不错的效果。

17 吃南瓜能治疗便秘吗

《本草纲目》中记载，南瓜有“补中、补肝气、益心气、益肺气、益精气”的作用，南瓜中含有丰富的维生素、胡萝卜素、甘露醇、果胶、粗纤维等，能促进肠蠕动、清除肠内粪便。以中国南瓜为例，果胶含量占南瓜干物质的 7% ～ 17%，果胶虽不能被人体消化吸收，但能吸水膨胀，增大肠道内粪便的体积，软化大便，有润滑肠道的作用；甘露醇可使肠内渗透压升高，阻碍水分的吸收并使组织液向肠腔内渗入，致肠腔内容物积蓄增多，加快肠蠕动和排空，促进排便；膳食纤维还能被肠道中的微生物发酵，产生一些有机酸和气体而刺激肠蠕动。同时，南瓜中的钾含量很高，饮食中摄入的钾离子有利于维持粪便中的含水量，从而起到预防便秘的作用。因此，南瓜是一种防止便秘的良好食物。

NO.7

预防、养护与康复

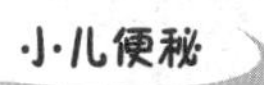

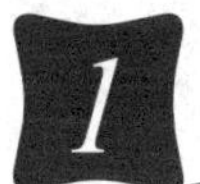

1 便秘什么情况应及时去医院

便秘并无特殊性体征，一般家长常会忽略便秘，而有些种类的便秘表面之下却藏有其他疾病，如证候性便秘与器质性便秘就具有此种隐忧。因此，即使十分普遍的便秘也应接受医师的诊察，确定可能的病因。如果症状符合以下所列举的几点，就应立即去医院接受检查：

（1）自幼儿时期就开始有持续的便秘。

（2）过去从未发生便秘情况，却突然开始出现便秘。

（3）本来就容易便秘，近来尤其严重。

（4）顽固性的便秘，即使自行治疗也无法改善。

（5）粪便中带有血丝或黏液。

（6）便形不完整。

（7）伴随有强烈的腹痛或呕吐。

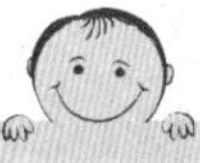

专家提醒

便秘不是小事，虽然功能性便秘占多数，但某些器质性疾病也往往以便秘为首要表现，家长应及时关注孩子大便情况，发现异常及时到医院就诊，以免耽误病情。

2 如何预防小儿便秘

（1）改变饮食结构，主张母乳喂养，应注意饮食均衡，不宜过食高蛋白食物，如鸡蛋、牛肉、虾、蟹等，应尽可能多吃青菜和水果。母乳喂养的婴儿出现便秘时，可另加润肠食物，如加糖的菜汁、橘子汁、蜜糖水、甜炼乳等。

（2）人工喂养儿易发生便秘，可适当减少牛奶的喂入量，添加辅食，如牛奶中加糖，喂食蜂蜜、梨汁、橙汁、番茄汁、菜汁等，以刺激肠蠕动，促进排便。幼儿可多进食蔬菜、水果、粗粮、番薯等。

（3）对营养不良的患儿应加强营养，增强体力，使腹壁和肠壁增厚，张力增加，从而改善便秘的症状。

（4）养成良好的排便习惯，建议小儿要做到每天排便一次，最好是在每天晚餐后排便。非不得已的情况下，不轻易更改排便时间，不随意减少排便次数。对于便秘患儿，便前可先让其做下蹲动作，增加腹压，或顺时针方向按摩腹部，促进肠管蠕动，达到排便的目的。

（5）中药对小儿便秘具有良好的效果，中医认为，本病为胃肠结热、津亏肠燥而致，治宜滋阴清热、润肠通便，可用火麻仁、瓜蒌仁、牛膝、知母、玄参各 10 克（婴儿酌减），煎水饮用，以治便秘。

（6）忌食辛辣燥热之品，如姜醋蛋、辣椒、羊肉等，饮食宜清淡，可多食用雪梨煲猪胰汤、胡萝卜马蹄煲脊骨汤、菜干煲脊骨汤、节瓜煲脊骨汤、番薯糖水等。

（7）平时喂奶的时候可以将英吉利清火宝加入奶粉中用温开水混合冲饮，可防止婴儿上火，从而预防便秘。

3 家长预防小儿便秘小妙招

（1）准备的饭食不宜过多，要养成孩子每顿吃饭必吃完的好习惯

孩子的胃容量小，粗糙、大块或过量的食物，都容易让孩子的肠胃阻塞，引起消化不良。所以，孩子吃饭时，家长应给孩子准备一小份饭，

一般为成人量的1/3或1/4。这样，孩子就不会有永远吃不完的感觉，吃完之后还会有成就感。

但是，家长也不要过分偏激，给孩子准备的食量也一定要满足孩子日常生长所需，只有足够的量，才足以刺激肠蠕动，使粪便正常通行和排出体外。特别是早饭要吃饱，因为早餐后能引起胃结肠反射，有利排粪运动。

（2）少食多餐，慎选优质点心

虽然孩子的胃容量小，每次吃不了太多的食物，但其精力旺盛，活动量大，几乎每3～4小时就需要给其补充饮食。所以，孩子的饮食应坚持少量多餐。家长可以把孩子每日所需的营养，分成三顿正餐和两顿副餐来供给。至于副餐，可以选择一些富含营养的食品，如白木耳、杏仁、蜂蜜等。这些食物不仅含有优质蛋白质及脂质，还有软便润肠的作用，是孩子最佳的活力补给来源。家长可将白木耳煮软剁碎做成甜羹给孩子食用，也可将杏仁磨碎加点燕麦、葡萄干，用水冲泡给孩子当饮料喝，或将蜂蜜浇在水果或蛋糕上给孩子食用。

（3）巧妙补充纤维质

主食不要太精过细，要注意多吃些粗粮和杂粮。因为粗粮、杂粮消化后残渣多，可以增加对肠道的刺激，利于大便排泄。另外，要多食富含纤维素的蔬菜，如韭菜、芹菜等，正常人每千克体重需要90～100毫克纤维素来维持正常排便。

如果孩子平时讨厌吃蔬菜、水果，可以让其多吃木耳、杏鲍菇、海苔、海带、果干等食物，以增加其纤维质的摄入，从而促进其排便。

（4）多摄取瓜果

中医认为，儿童便秘的原因在于其体质燥热。因此，便秘的孩子平时可以多进食瓜类水果，如西瓜、香瓜等，以消除其体内的燥热。如果孩子不喜欢这类水果的味道，可以在水果上洒点炼乳、酸奶或冰淇淋，让香浓的甜奶味盖过瓜味。此外，家长还应经常为孩子熬点绿豆薏仁粥吃，也能起到解热通便的作用。

（5）适当运动

年龄较小的宝宝应适当加强腹肌的活动，有助于改善便秘的症状，如简单的爬、滚、蹲、身体前后弯曲或转腰等动作，都可以加快肠蠕动。平时，家长应鼓励孩子多参加体育运动。因为运动可增加肠蠕动，促进排便。家长也可在孩子临睡前，以其肚脐为中心按顺时针方向轻轻按摩腹部，这样不仅可以促进孩子的肠蠕动，还有助于其入眠。另外，在孩子进食后一小时轻按以下两处穴位，也可促进其排便。足三里穴：此穴位位于髌骨下缘 3 寸，胫骨外侧 1 寸处。可连续按压 1 ～ 2 分钟。支沟穴：此穴位位于手腕背部横纹上 3 寸处，尺骨与桡骨之间。可连续按压 1 ～ 2 分钟。

（6）腹部按摩

宝宝仰卧位，妈妈用右手掌根部按摩宝宝的腹部，按照右下腹 – 右上腹 – 左上腹 – 左下腹顺时针的方向边揉边推。手法不要过重，每次坚持 10 分钟，每天做 2 ～ 3 次。

（7）养成良好的排便习惯

不按时排便是导致许多孩子便秘的原因之一。3 ～ 7 岁的儿童，其腹部及骨盆腔的肌肉正处在发育阶段，排便反射的功能尚不成熟。他们还不知道有便意就该上洗手间，经常需要家长的提醒。因此，家长可以把早餐后一小时作为孩子固定的排便时间。开始时，家长可以陪伴孩子排便，每次 10 分钟左右，渐渐帮助孩子养成定时如厕的习惯。如厕前可给孩子喝杯果汁或温蜂蜜水润肠。

（8）注意孩子的口腔卫生

孩子的口腔卫生是很多家长容易忽略的。孩子牙齿不好会变得挑食、食欲不振、消化不良，这自然会影响排便。因此，家长平常除了注意让孩子餐后正确刷牙外，还应定期（每 3 个月）带孩子到牙医诊所做一下检查。

如果你的孩子经常便秘，采取上述措施后也没有改善，或者有腹部剧痛、呕吐等症状，或有精神懒散、尿量减少等明显脱水症状，一定要尽快送孩子到医院诊治，以便能对症下药，及时解除孩子的疾患。

4 便秘的孩子应该怎么吃

（1）每日至少喝 8 杯水，尤其在食用高纤维食品时，更应注意保证饮水。肠道中的水分相对减少，粪便干燥导致大便秘结。足量饮水，使肠道得到充足的水分，可利于肠内容物通过。

（2）多吃新鲜蔬菜，增加饮食中纤维的摄取量。

（3）每天加食糠皮、麦麸等，以扩充粪便体积，促进肠蠕动，减少便秘的发生。

（4）每天早上起来空腹喝温水，促进肠道排空。

（5）增加 B 族维生素食品的供给，尽量选用天然、未经加工的食品，如粗粮、豆类、酵母等，以增强肠道的紧张力。

（6）多吃芹菜、核桃仁、熟香蕉、核桃、柚子、苹果、葡萄柚、糙米、胡萝卜、红薯等。

5 哪些药物会引起便秘

（1）精神神经类药物

安定类药：如安定、舒乐安定、佳乐定等。抗精神病药：如奋乃静、氯氮平、氟哌啶醇等。神经活性药：如抗惊厥药中的丙戊酸钠、卡马西平等。抗过敏药：如苯海拉明等。阿片类镇痛药：如哌替啶、吗啡、洛哌丁胺等。抗焦虑抑郁药：如丙米嗪、阿米替林、氟西汀、帕罗西汀、多塞平等。抗帕金森病药：如苄托品等。抗癫痫药：如苯妥英钠等。此类药物一般都具有镇静催眠的功效，可降低胃肠道的蠕动功能，使人缺乏便意而导致便秘。

（2）作用于消化系统的药物

胃肠解痉药：如阿托品、普鲁本辛、东莨菪碱等。此类药物可使人的肠蠕动减弱，从而引起便秘。含铝的止酸药：如钙剂、铁剂等。此类药物可与肠道内的食物残渣（如草酸、植酸、脂肪等）结合成不能溶解的物质，使大便变得干硬，从而引起便秘。抗酸药：如氢氧化铝、硫糖铝等。此类药物可抑制人体的肠道运动和促进肠内容物中水分的吸收，从而引起便秘。

（3）抗高血压药

钙通道阻滞药：如硝苯地平、氨氯地平、尼群地平、尼莫地平、非洛地平等。中枢性降压药：如可乐定等。肾上腺素受体阻断药：如美托洛尔等。利尿降压药：如速尿等。此类药物可作用于人的中枢神经、肠神经系统，或直接作用于肠道平滑肌，使肠蠕动减弱、结肠运动减慢，从而引起便秘。

（4）抗肿瘤药物

如长春新碱等。此类药物可抑制人的神经中枢，使大脑对正常的排便反射迟钝，从而引起便秘。

（5）作用于呼吸系统的药物

平喘药：如博利康尼、麻黄素等。镇咳药：如可待因、含阿片成分的复方甘草片等。此类药物可减弱人体的肠蠕动，降低肠张力和肠运动能力，从而引起便秘。

（6）消炎镇痛药

如布洛芬、萘普生、卡洛芬等，此类药物可损害人体的胃肠黏膜，抑制肠道运动，从而引起便。

（7）其他药物

如硫酸钡（造影剂）等，硫酸钡不会被人体吸收，而是全部随人的粪便排出体外，但这种药物可使人的粪便变得干结，从而引起便秘。

此外，某些用于治疗便秘的药物，原本可通过不同的作用机制达到致泻、通便的目的。但是，人们若长期使用泻剂，会形成对此类药物的依赖性，使肠道的自主运动能力减弱，最终还可导致便秘。

6 适量运动能防治便秘

日常生活中预防便秘的方法很多，除在医生指导下服用药物，进食清淡、高纤维饮食外，运动对防治便秘也有很好的效果。很多运动都能有效地防治便秘，如跳绳、大步走等。大步走时，一是步子迈得比平常要大些，随着身体震动和腰、胯部的转动，可以对腹腔内脏器，特别是胃、肠等消化器官起到"按摩"作用；二是骨骼和肌肉的运动能促进机体血液循环，帮助营养的吸收和代谢废物的排出，大步走还能加强淋巴系统的免疫功能。以上这些都有益于缓解便秘。

研究表明，每天走 500 米"一字步"，并且长期坚持下去，不仅能促进排便，还可预防直肠癌。方法：双脚脚掌走在一条线上，形成一定幅度的扭胯，这有助于改善盆腔的血液循环，刺激肠胃的蠕动。这相当于给肝、胃、肠道等脏器做按摩，能够促进营养的吸收和废弃物的排出，对防治便秘有比较好的疗效。

另外，像慢跑、游泳、打球、跑步、跳绳、仰卧起坐等运动有助于保持大便通畅。可根据个人实际情况选择适当的体育活动，坚持锻炼，持之以恒，不但能使大便正常，还能使人精神焕发、体魄健壮。

7 预防便秘应做到科学饮食

不良饮食习惯特别容易造成便秘，要预防便秘发生必须讲究科学进餐。所谓科学进餐就要做到以下几点：膳食要均衡，通过饮食摄入的各种营养素比例要恰当。每日总热量，要由蛋白质提供大约15%，脂肪提供25% ～ 30%，糖类提供55% ～ 60%。米面等粮食制品、鱼肉类食品、蛋类食品、奶制品、豆制品、蔬菜、水果、植物油等都应该按量食用，任何一种食品都不能吃得过多或过少。饮食品种多样化，不能偏食、挑食。不要过多食用辛辣之物，应多吃一些蔬菜、水果，以及红薯、玉米等含纤维素较多的食品，可预防便秘。

8 多食燕麦可防小儿便秘

目前市面上为儿童生产的食品种类繁多，但其中不少都为膨化类食品，其缺陷是营养价值不高，不能满足宝宝成长发育的需要，应选择营养素含量丰富、宝宝易消化吸收的食品。燕麦便是一种理想的儿童食品，在美国《时代》杂志评出的十大健康食品中，燕麦名列第五。

相关综合分析结果显示：优质燕麦粉含有蛋白质15.6%及幼儿生长发育的多种必需氨基酸，小儿生长尤其需要的铁、锌等元素的含量也特别丰富，B族维生素的含量也居各种谷类粮食之首，能够弥补精米精面在加工中丢失的大量的B族维生素。此外，燕麦中富含两种重要的膳食纤维——可溶性纤维和非可溶性纤维。可溶性纤维可大量吸纳体内胆固醇，并使其排出体外，从而降低血液中的胆固醇含量，非可溶性纤维有助于消化，能预防宝宝便秘的发生。可见，燕麦能更好地清除宝宝体内的垃圾，减少肥胖症的产生。

小儿便秘是让不少家长头疼的问题，为了给孩子通便，他们让孩子多吃香蕉、喝蜂蜜，甚至用泻下药促排便，这样可能伤及孩子娇嫩的脾胃。

9 好的排便习惯如何培养

排大便是反射性运动，小儿经过训练能养成按时排便的习惯。一般3个月以上婴儿可开始训练，清晨喂奶后由成人两手扶持，或坐盆或排便小椅，连续按时执行半个月至1个月即可养成习惯。养成排便习惯后不要随意改动排便时间。如果经常拖延大便时间，破坏良好的排便规律，可使排便反射减弱，引起便秘。经常容易发生便秘者一定要注意把大便安排在合理时间，每到时间就去上厕所，养成良好的排便习惯。对年长儿慢性便秘，除鼓励其多运动、多进纤维多的食物外，亦应使其按时通便，养成良好习惯。

排便训练作为矫正便秘的方法非常重要，然而很多家长不知道这种方法。这其实不难，就是让孩子饭后立即试图排便（此时胃肠反射活跃），如果排便失败，可以用灌肠剂或栓剂作为补救措施，争取解除粪便嵌塞。研究表明，该方法可使相当一部分便秘儿童症状改善。家长应注意以下几点：

（1）定时排便，让孩子每天晨起坐便盆，因为结肠运动有一定的规律性，早晨起床后人由平卧转变为起立，结肠会发生直立反射，推动粪便下移进入直肠，引起排便反射。

（2）限制孩子排便时间，一般应控制在5～10分钟。如孩子不能较快排便，不要催促或责骂，也不要让孩子长期蹲坐，否则可引起脱肛或加重便秘。

（3）教宝宝正确用力排便的方法，呼气后屏住呼吸，用力增加腹腔内压，使大便顺利推入直肠进行排便。如果宝宝大便向来干燥，排便费力，甚至肛裂、肛门疼痛，家长可事先把开塞露塞进宝宝肛门，保证排便顺利，从而消除宝宝恐惧排便的心理。

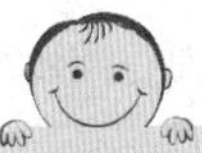

专家提醒

训练宝宝坐便盆不仅能解决眼下的便秘，更重要的是养成宝宝定时排便的习惯，帮助宝宝建立良好的排便反射。

10 便秘针对病因好预防

中医常将便秘分为热秘、气秘、虚秘三种类型。现将各类型的症状特点及

饮食原则介绍如下：

（1）热秘

表现为大便干结，小便短赤，面红心烦或口干、口臭，腹满胀痛。此型病人应忌食辛辣厚味，因为此类食物多能“助火邪”“耗真阴”，使津液亏少，大便燥结。如辣椒、姜、羊肉、狗肉、鸡、鱼、酒等均应少用。宜多用清凉润滑之物，凉能清热，润能通肠，热清肠润则大便通畅。如苹果、梨、黄瓜、苦瓜、萝卜、芹菜、莴苣等都极相宜。

（2）气秘

表现为排便困难，嗳气频作，胁腹痞闷，甚则胀痛，大便或干或不十。此型患者应忌收敛固涩之品，因为收敛易使气滞不畅，固涩能加重便秘，如白果、莲子、芡实、栗子、石榴等皆应少用，宜用能行气软坚

润肠之物。气行则腑气通，肠润则大便畅。如橘子、香蕉、海带、竹笋等可适当多用。《食医金鉴》中说，郁李仁粥，适于气秘者，颇有效验。可用郁李仁 10 ～ 15 克，粳米 100 克，将郁李仁捣碎，同粳米煮粥，代早餐服食。

（3）虚秘

气虚者表现为面白神疲，虽有便意而临厕努挣乏力，挣则汗出气短，便后疲乏；血虚者，大便干燥，面色无华，心悸眩晕；阴虚者，大便干结如羊屎状，形体消瘦，头晕耳鸣，腰膝酸软或见颧红盗汗。气虚者忌用有行气作用之品，因行气多能耗气散气，宜于气滞而不利于气虚，如佛手、萝卜、杏仁、芥菜、橘子等应当少用，宜多用能健脾益气又润肠之物，使脾肺气足则可增强大肠的传导功能。如山药、扁豆、无花果、胡桃、芋头等。用胡萝卜、甘薯煮粥，既是香甜可口之饭食，又是益气润肠之佳品。

血虚阴虚者，忌辛辣香燥之品。因其多能伤阴助火，加重便秘。辣椒、羊肉、五香调料等应当忌食，宜用滋阴养血润燥之物，以增津液，润肠道，通大便，如桑椹、蜂蜜、芝麻、花生等。芝麻、花生捣碎，与小米做粥服食，既增加了稀粥之香味，又达到了养血润燥的目的。

11 如何预防功能性遗粪症

功能性遗粪症是一种不应被忽视的疾病，其对儿童的影响不仅限于躯体，更重要的是影响其心理的发育，甚至影响良好人格的形成，最终影响儿童能力和潜力的正常发挥，应引起父母和老师等的重视，采取积极的措施进行防治。

从小训练孩子良好的排便习惯是预防该病的最为有效的方法。孩子 18 个月时，可培养其每日定时排便，鼓励小儿每日在便器上坐一会儿，教会孩子允许排便的地方和排便的程序，从小纠正儿童随地大小便的不良习惯，加强对患儿卫生习惯的训练和教育指导。

12 二按三贴帮孩子排便

中医认为“一天三出恭，赶快找医生，三天不出恭，也得找医生”，后者所指就是便秘了。如果大便燥如羊粪蛋，即使一天排便一次也是便秘。不过，专家并不主张便秘患儿匆匆吃药，建议食疗、推拿、贴敷为先，以下介绍几种方法。有时让孩子“吃”实在困难，就不妨通过“三通”的推拿方法治便秘，即通气、活血、调阴阳，具体操作如下：

（1）揉腹

先用手掌心按顺时针方向环形蠕动着按揉患儿腹部 5 ～ 10 遍，切记掌心不能离开其皮肤；然后，用拇指肚按揉上脘、中脘、下脘三穴（上脘穴在脐上 5 寸、中脘穴在脐上 4 寸、下脘穴在脐上 2 寸），每穴按揉 2 ～ 3 分钟（给孩子取穴时，孩子的食指中节就是 1 寸）。

（2）捏脊

两手食指屈曲，顶住患儿皮肤，先用左手食指背向前一推，接着左手大拇指将皮肤轻轻捏起，再用右手食指背向前一推，接着右手大拇指将皮轻轻捏起。随推随捏，随捏随向前进，从龟尾穴（在尾骨的最末端）一直捏到大椎穴（低头时，摸到颈后突起最高的高骨，在这块高骨的下方就是大椎穴）。为增强刺激，可以采取“捏三提一”，即每捏三次，捏住肌肉向上提一次。

此外，促排便还有一个最简单的手法——推大肠，自患儿虎口直线推向食指尖靠近拇指的一侧，推 15 ～ 20 分钟即可。

贴敷法用芒硝、大黄、木香等理气、润肠通便的中药材贴肚脐，对皮肤比较薄的小小儿来说，治便秘效果很好。在小儿肚脐里放一点芒硝，再加点盐，然后滴几滴水，用手揉干后，滴几滴水再揉，如此，不出 5 分钟，孩子多能大便了。

13 便秘应警惕感染、肛裂和肠梗阻

便秘有的是因为不当饮食等引起的单纯性便秘外，有些疾病或其他问题也可能导致便秘。徐发林博士教家长如何细心辨别：

感染除了会引起腹泻，也可能导致便秘，患儿常伴有精神不好、吃饭不好、反应不好等症状。严重的肠梗阻、肠套叠等，会加重孩子肠蠕动功能紊乱，导致便秘。这类患儿除了便秘，可能出现血便、腹部肿块、哭闹等不适，须及时就诊。

新生儿在刚出生的几天里，由于肠胃发育极不成熟，加之胎粪黏稠，有可能堵积在一起，也不排大便。这类患儿常有黄疸、肚胀、吐奶等表现。在排除肠道畸形等问题以后，可用棉签蘸石蜡抹患儿肛门，就能缓解排便难了。

此外，还有的孩子患了肛裂，排便时比较疼痛、痛苦，他也会有意识地不排便，家长只要留心就能发现。

小儿经常出现便秘或大便干燥，就会影响健康，也可导致肛裂或痔疮，并且还可影响孩子的消化功能，使食欲减退。

长期便秘及食欲不良，会逐渐造成孩子的营养不良，影响正常的生长和发育。如孩子的便秘是因偏食和饮食过于精细所致，由于饮食中长期缺乏维生素和矿物质，更易引起营养不良，而且消化系统中长期缺少粗纤维的作用，肠蠕动减弱，消化功能下降，可以引起孩子的消化功能紊乱。

14 便秘与肥胖有何关系

科学研究表明，肥胖与便秘的发生有着共同的成因，两者相互关联。

肥胖患者永远强调减重治疗，强调均衡饮食元素的摄入，适量减少高脂肪、高能量、高精品物的摄入，增加食物纤维素的摄取，如新鲜的绿叶蔬菜和水果，如此既可减轻体重，也对防治便秘起到了积极的作用。此外，一定强度的体育锻炼也是必不可少的，少活动是肥胖的成因及特点，循序渐进地进行体育锻炼既可使体重减轻，又可加强胃肠蠕动以防治便秘。配合以上的行为、饮食及体育锻炼，对于肥胖所引起的便秘，我们仍然可以选择一些容积性泻剂、渗透性泻剂进行辅助治疗，也可采用润滑性泻剂，同时应慎用且避免长期服用刺激性泻剂。

人体的毒素是如何产生的呢？据专家介绍，每天吃三餐但不排泄，大肠内的食物残渣就会变质、腐烂，产生大量的毒素。肠道一般 5 ～ 6 米长，每 3.5 厘米就有个弯，同时肠道内还有数不清的小突起，在这些弯角处、突起间能积存重达 6.5 千克的宿便，它占据了肠道的空间，使肠道蠕动缓慢无力，不能及时将新产生的食物残渣排出，出现吃得多、拉得少，甚至好几天也不排一次。如果 2 天以上不排便，体内食物残渣的重量一定不轻于一只保龄球。

毒在人体内如何作怪？专家说，宿便产生的毒素在人体内部作祟，会让人头痛、体重大幅增加、便秘、口气难闻、脸上出现色斑、皮肤失去光泽、失眠、注意力不集中、无缘故地抑郁、生暗疮等，甚至会造成向心性肥胖。因为宿便堆积造成多余脂肪也沉积在肠壁，同时在腐败菌的作用下产生大量的气体，使腹部体积增大、腹围加大，久而久之腹部肌肤松弛，腹部前凸、中间大、两头小，形如枣核。肠壁吸收时无法分辨好坏，无形中毒素会被吸收回去，经由血液传遍各器官，也再一次增加器官负担，如此反复循环，人体便会产生各种慢性疾病。另外，食物残渣在大肠内停留时间过长，水分就会被大肠逐渐吸收而变得干结、发硬，会划破大肠、直肠和排泄口，产生创伤口，食物残渣所产生的毒素每天从创伤口经过是非常危险的。专家表示，保健必须与人体肠道清洁相结合，再好的保健食品，进入充满毒素的人体环境里，其效果必然事倍功半。

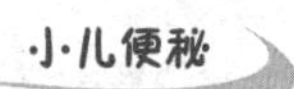

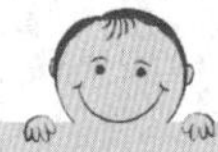

专家提醒

吃新鲜蔬菜和水果是很好的方法，但血液和内脏90%毒素的清除还是要靠正常的机体排泄来完成。做到肠道清洁，首先要保持大便畅通，每天最好有晨便的习惯，没有晨便是不正常的，因为早晨是人体大肠蠕动最快的时刻，早晨把头天的食物残渣全部排泄掉，全天都会很轻松。

15 治疗婴幼儿便秘要对症

有些婴儿出生不久，大便就不顺当，隔1～2天或3～4天才解1次，更有甚者，若不予处理则不会排便，常使家长愁上心头。近年来，某些广告大肆宣扬“排毒”“大排毒”，似乎大便在肠里多留几天就要“中毒”，这无疑又增加了家长的忧虑。其实这些忧虑大可不必，据我们的临床经验，这种幼婴便秘是十分常见的。究其原因，大多数与所哺乳类营养成分失调有关。多数因为乳中尤其是牛奶及其制品中蛋白质、脂肪过多而碳水化合物不足造成。就蛋白质而论，当乳中蛋白质过高时，因蛋白质（如牛奶、奶粉中的酪蛋白）较难以消化吸收，多余的就会与钙结合成坚实的粪块。在大众的印象中，脂肪、油酸常能润肠，怎么多了倒会便秘？与我们的想象相反，脂肪多了也可与肠腔中的钙结合成皂块，在婴儿大便中见到的白色奶瓣即是皂块。此外，脂肪分解后形成的短链脂酸到了大肠可以降低大肠蠕动，大便在那里贮久了，水分被吸收，就留下了干巴巴的粪块。

解决这种便秘并不困难，只要每天给婴儿添喂点米汤就可以了，当然必须沥去米汤中的饭粒，也可用薏米少许煎水来喂哺。此时若将便秘误认为“热气”而灌“凉茶”或“七星茶”是不可取的。因凉茶也好、七星茶也好，喂多了反会扰乱胃肠消化功能，即中医所说的损伤脾胃功能，影响婴儿食欲和削弱婴儿体质。另一种误解是以为小儿中气不足而乱用党参、北芪等中药，闹得婴儿兴奋烦躁不已，这更不可取。民间也有使用蜂蜜通便的，其实蜂蜜必须用凉水冲兑才有效，温热水无效，让新生儿、幼婴喝凉水，刺激肠蠕动，虽能导泻，但会引起肠绞痛，这又何苦？近年来有用改善婴儿肠道微生态来软化大便的，如用双歧杆菌制剂口服，更有一些奶粉公司将这类菌群直接加入奶粉中，这种方法的确能使婴儿易于排便而防止便秘。

幼婴若数日未解便，大便干结，此时应先用甘油栓或小儿开塞露通便。用开塞露一般只要用一半药液即可，挤入后要让药液停留在肠内至少 10 ～ 15 分钟，让药液软化粪块再排便。若挤入后立即拉出，那就白费了。有的家长喜用手指抠粪块，那就要十分小心，千万不要用食指，只能用小手指，还要蘸些凡士林润滑剂，以免不慎撑坏肛门括约肌，造成以后大便失禁，贻害无穷。

婴儿便秘除上述最常见的原因外，还有一些少见原因：如肛周炎症，或因硬实粪块或手指抠挖造成肛裂，使婴儿排便时肛门疼痛难忍，久而造成继发性便秘，这时粪便表面还会带血。此时除软化大便外，还应勤换尿布，清洁肛周，医治皮炎。

16 治疗宝宝便秘有哪些误区

好多家长一直为宝宝便秘苦恼着，他们也知道便秘的危害，但是一直找不到解决方案，宝宝便秘怎么办，看着可爱的宝宝难受，家长们对此也很苦恼、着急，治疗宝宝便秘不知不觉就进入了误区。

误区一：奶中多加水，以此来缓解便秘状况。

如果要增加宝贝的饮水量，建议在两顿奶之间给宝贝喝水，而冲泡奶粉的时候还是按照说明书的用量，以免奶水味道变淡让宝贝不适应，影响营养的正常摄取量。

误区二：宝宝便秘可以吃清火宝、金银花露、凉茶来预防治疗吗？

清火宝、金银花露和凉茶具有清热解毒功能，但这种凉性食物会降低孩子食欲。有些宝宝特别是1岁以下的宝宝喝了以后还会拉肚子，所以要谨慎应用。建议注意通过饮食平衡、补充水分及按摩来预防婴幼儿便秘。

对于6个月以上的宝宝，建议少量摄食含纤维素多的辅食（南瓜泥、土豆泥、胡萝卜泥等），以帮助胃肠蠕动。

误区三：多吃萝卜能通便。

专家提醒大家，便秘的类型有很多，有内热上火导致的便秘，有脾肾亏虚和津液亏虚导致的便秘，白萝卜有消食解气的作用，如果属于胀气性便秘多吃萝卜有助于缓解便秘症状，但是体虚者吃萝卜则会导致便秘情况更加严重。所以，不能单纯认为多吃萝卜能够有效通便。

误区四：适当摄入肉和油。

传统观点认为，肉和油都是不利于通便的，因此要少吃。这里就存在一个治疗便秘的误区了。专家认为，人和机器一样，体内机能如果正常运转的话就需要润滑的作用，多吃些油其实可以有效改善便秘，增强润肠能力，而肉类适量吃一些能够增加对肠胃的刺激，可有效防止便秘。

误区五：多喝茶能通便。

有些人认为，喝茶能够去火通便，这是错误的认识。因为茶有收敛的作用，便秘的人喝多了会加重便秘症状。但是，便秘的人多喝水可以保证肠道的润泽，能有效缓解便秘。

以上误区，是很多爸爸妈妈都没意识到的。其实，宝宝便秘并非简单的上火或饮食不适所引起的，自身的气虚、脾弱才是便秘的根源。